U0353818

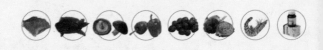

食物

相宜相克

随身查

常学辉 编著

天津出版传媒集团

天津科学技术出版社

图书在版编目（CIP）数据

食物相宜相克随身查 / 常学辉编著 . -- 天津 : 天津科学技术
出版社，2013.3（2024.4 重印）

ISBN 978-7-5308-7766-1

Ⅰ . ①食… Ⅱ . ①常… Ⅲ . ①忌口—基本知识 Ⅳ . ① R155

中国版本图书馆 CIP 数据核字（2013）第 033964 号

食物相宜相克随身查

SHIWU XIANGYI XIANGKE SUISHENCHA

策划编辑：杨　譞

责任编辑：孟祥刚

责任印制：兰　毅

出　　版： 天津出版传媒集团
　　　　　　天津科学技术出版社

地　　址： 天津市西康路 35 号

邮　　编： 300051

电　　话： （022）23332490

网　　址： www.tjkjcbs.com.cn

发　　行： 新华书店经销

印　　刷： 三河市万龙印装有限公司

开本 880×1230　1/64　印张 5　字数 230 000

2024 年 4 月第 1 版第 2 次印刷

定价：58.00 元

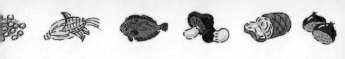

前　言

　　我国自古以来就很讲究食物的搭配，重视食物之间相宜相克的搭配原则。食物的搭配不是一件简单的事情，所谓"宜"，就是合适、相称、匹配；而"克"，就是克制、危害。搭配相宜会促进营养的吸收，对健康有益，如韭菜与鸡蛋同食有补肾、行气之效；搭配相克不仅会破坏营养价值、影响吸收，还会危害身体健康，严重者还会引发中毒或导致疾病，如两种寒性的食物搭配在一起有伤脾胃。正所谓"搭配得宜能益体，搭配失宜则成疾"，不是所有的食物都可以同时食用，因为每一种食物都有其独特的成分、性味归经和功效，不同的食物搭配在一起会产生或好或坏两种截然不同的效果。对此，明代名医贾铭曾有精辟论述："饮食藉以养生，而不知物性有相宜相忌，丛然杂进，轻则五内不和，重则立兴祸患……"也就是说，如果不了解食物之间的相宜相克关系，任意食用，轻则身体不适，重则引发疾病甚至会危及生命。

　　食物的相宜相克理论包含了复杂而丰富的内容，历代医家认为，人有男女老幼、强壮羸弱之分，食物有四气五味、升降沉浮之别，病有寒热虚实、轻重缓急之异，时有春夏秋冬、严寒酷暑之殊。因此，应了解食物的性味归经及功用，同时考虑自身体质、疾病属性、时令节气的影响，合理安排养生。如阴虚体质者，宜吃有滋阴生津作用的清补食物，忌吃香燥温热的上火温补食品；而阳虚体质者，宜吃温热补火的温补食物，忌

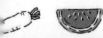

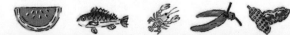

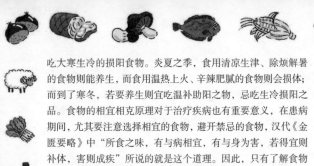

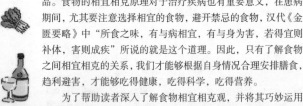

吃大寒生冷的损阳食物。炎夏之季，食用清凉生津、除烦解暑的食物则能养生，而食用温热上火、辛辣肥腻的食物则会损害；而到了寒冬，若要养生则宜吃温补助阳之物，忌吃生冷损阳之品。食物的相宜相克原理对于治疗疾病也有重要意义，在患病期间，尤其要注意选择相宜的食物，避开禁忌的食物，汉代《金匮要略》中"所食之味，有与病相宜，有与身为害，若得宜则补体，害则成疾"所说的就是这个道理。因此，只有了解食物之间相宜相克的关系，我们才能够根据自身情况合理安排膳食，趋利避害，才能够吃得健康，吃得科学，吃得营养。

为了帮助读者深入了解食物相宜相克观，并将其巧妙运用到日常生活中，我们编撰了这本《食物相宜相克随身查》。本书共分为四个篇章，分别阐述了日常食物相宜与相克、常见病饮食相宜与相克、特定人群饮食相宜与相克、四季养生饮食宜忌。不仅把食物的性味归经、营养及功用仔细讲述明白，还列举了它们与日常食物之间相宜的好处和相克的后果，方便读者迅速查找并据此合理调整饮食习惯；而后，对各种疾病的相关常识、患病表现、致病原因和日常饮食宜忌进行详解，方便读者预防和配合治疗；又针对不同的特定人群，提出了相应的饮食宜忌理念，并罗列了很多常见食物，方便读者查找并安排日常调养；最后是四季养生饮食宜忌，这部分将四时应注意的养生宜忌讲述给读者，帮助读者提高时令养生的意识，注意随时节安排养生。

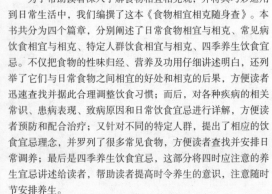

不懂饮食宜忌知识和常识，就会吃出病来，吃坏身体。反之，则可以把吃出来的病吃回去，吃出好身体，吃出长寿来。愿这样一部便携式的《食物相宜相克随身查》，成为您居家生活好帮手，健康的守护神。

目录
CONTENTS

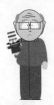

❷ 常见病饮食相宜与相克

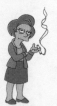

❸

**特定人群饮食
相宜与相克**

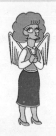

④
四季养生饮食宜忌

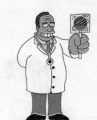

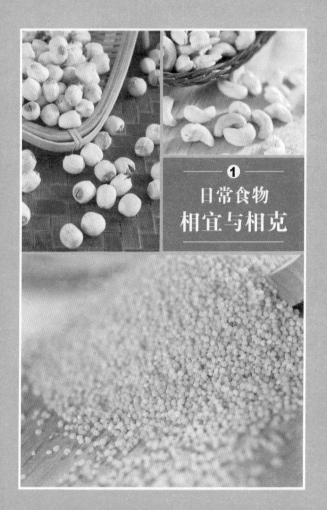

1

日常食物
相宜与相克

蔬菜类

蔬菜是人们日常饮食中必不可少的食物之一。蔬菜中含有多种维生素、矿物质、微量元素以及相关的植物化学物质等，所以蔬菜不仅是低糖、低盐、低脂的健康食物，同时还对各种疾病起预防作用。

白菜。

【性味归经】 性平，味苦、辛、甘。归肠、胃经。

【别名】 大白菜、黄芽菜、黄矮菜、菘。

功效 白菜具有通利肠胃、清热解毒、止咳化痰、利尿养胃的功效，是营养极为丰富的蔬菜。常食可增强人体抗病能力和降低胆固醇，对伤口难愈、牙齿出血有防治作用，还有降低血压、降低胆固醇、预防心血管疾病的功用。

■ 烹饪提示

切白菜时，宜顺丝切，这样白菜易熟；宜用大火快炒；白菜的做法有熘、炝、烧、炒、拌、做馅、腌等。

营养成分	选购	贮存	适宜人群	不宜人群
含蛋白质、脂肪、多种维生素、粗纤维、钙、磷、铁、锌等。	挑选包得紧实、新鲜、无虫害的白菜为宜。	若温度在0℃以上，可在白菜叶上套上塑料袋，口不用扎，根朝下戳在地上。	脾胃气虚者、大小便不利者、维生素缺乏者。	胃寒者、腹泻者、肺热咳嗽者。

☑ 相宜食物搭配及功效

猪肉	猪肝	鲤鱼	虾仁
补充营养、通便	保肝护肾	改善妊娠水肿	防止牙龈出血

黄豆	牛肉	海带	青椒

防止乳腺癌	健胃消食	防止碘不足	促进消化

☒ 相克食物搭配及后果

兔肉	黄瓜	羊肝
呕吐或腹泻	降低营养价值	破坏维生素C

鳝鱼	甘草	白术
引起中毒	引起身体不适	引起身体不适

菠菜

功效 菠菜具有促进肠道蠕动的作用，利于排便，对于痔疮、慢性胰腺炎、便秘、肛裂等病症有食疗作用，能促进生长发育，增强抗病能力，促进人体新陈代谢，延缓衰老。

【别名】 赤根菜、鹦鹉菜、波斯菜、菠棱菜。

【性味归经】 性凉，味甘、辛。无毒。归肠、胃经。

烹饪提示

菠菜宜焯水后再进行烹调，以降低草酸含量。

营养成分	选购	贮存	适宜人群	不宜人群
含蛋白质、脂肪、碳水化合物、维生素、铁、钾、胡萝卜素、草酸、磷脂等。	宜选择个大、叶柄粗、叶片肥大的菠菜。	贮藏前要去除烂叶、黄叶。	电脑工作者、爱美者、糖尿病患者、高血压患者、便秘者、贫血、坏血病患者、皮肤粗糙、过敏者。	肾炎患者、肾结石患者、脾虚便溏者。

✓ 相宜食物搭配及功效

猪肝	胡萝卜	鸡血	鸡蛋
提供丰富的营养	保持心血管畅通	保肝护肾	预防贫血、营养不良

花生	粉丝	羊肝	香油
美白皮肤	养血润燥和滋补肝肾	恢复活力	通便

✗ 相克食物搭配及后果

牛肉	大豆	鳝鱼	黄瓜
降低营养价值	损害牙齿	导致腹泻	破坏维生素 E

核桃	奶酪	韭菜	虾皮
引起结石	引起结石	引起腹泻	引起结石

油菜

【别名】
芸苔、青江菜、油白菜、上海青、苦菜。

【性味归经】
性温，味辛。无毒。归肝、肺、脾经。

功效 油菜具有活血化瘀、消肿解毒、促进血液循环、润便利肠、美容养颜、强身健体的功效，对游风丹毒、手足疖肿、乳痈、习惯性便秘、老年人缺钙等病症有食疗作用。

【适宜人群】 口腔溃疡者，口角湿白者，齿龈出血、牙齿松动者，瘀血腹痛者，癌症患者。

【不宜人群】 孕早期妇女，小儿麻疹后期，患有疥疮和狐臭的人。

✓ 相宜食物搭配及功效

黑木耳	豆腐	蘑菇
平衡营养	清肺止咳	抗衰老

✗ 相克食物搭配及后果

螃蟹	黄瓜	南瓜
引起中毒	破坏维生素 C	降低营养价值

生菜

【别名】叶用莴苣、鹅仔菜、莴仔菜。

【性味归经】性凉味甘。

功效 生菜因其茎叶中含有莴苣素，故味微苦，具有镇痛催眠、降低胆固醇、改善神经衰弱等功效；生菜中含有甘露醇等有效成分，有利尿和促进血液循环的作用；生菜中膳食纤维较多，有助于消除多余脂肪，可用于减肥。

【适宜人群】胃病患者、肥胖者、高胆固醇患者、神经衰弱者、肝胆病患者、维生素C缺乏者。

【不宜人群】尿频者、胃寒者。

✓ 相宜食物搭配及功效	✗ 相克食物搭配及后果
兔肉	醋
促进消化和吸收	破坏营养物质

【注解】生菜原产欧洲地中海沿岸，由野生种驯化而来。生菜味甘甜微苦，颜色翠绿，口感脆嫩清香，有球形的包心生菜和叶片皱褶的奶油生菜（花叶生菜）两大类。生菜含有糖类、蛋白质、莴苣素和丰富的矿物质，尤以维生素A、维生素C和钙、磷的含量较高。

西红柿

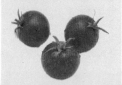

【别名】
番茄、番李子、洋柿子、毛蜡果。

【性味归经】
性凉，味甘、酸。归肝、胃、肺经。

功效 西红柿具有止血、降压、利尿、健胃消食、生津止渴、清热解毒、凉血平肝的功效，可以预防宫颈癌、膀胱癌和胰腺癌等。另外，还能美容和治愈口疮（可含些西红柿汁，使其接触疮面，每次数分钟，每日数次，效果显著）。

■ 烹饪提示

剥西红柿皮时把开水浇在西红柿上，或者把西红柿放入开水里焯一下，皮就能很容易被剥掉了。

营养成分	选购	贮存	适宜人群	不宜人群
富含有机碱、番茄碱和维生素A、B族维生素、维生素C及钙、镁、钾、钠、磷、铁等矿物质。	要选颜色粉红而蒂的部位一定要圆，果蒂带着淡淡的青色，就是最甜的了。	放入食品袋中，口扎紧放阴凉处，每隔一天打开口袋透气，擦干水珠后再扎紧。	热性病发热、口渴、食欲不振、习惯性牙龈出血、贫血、高血压、急慢性肝炎、急慢性肾炎、夜盲症和近视眼者。	急性肠炎、菌痢者及溃疡活动期病人。

✔ 相宜食物搭配及功效

芹菜	蜂蜜	鸡蛋

降压、健胃消食　　　补血养颜　　　抗衰防老

山楂	酸奶	花菜

降低血压　　　补虚降脂　　　预防心血管疾病

✘ 相克食物搭配及后果

南瓜	红薯	猕猴桃

降低营养价值　　引起呕吐、腹痛腹泻　　降低营养价值

鱼肉	虾	螃蟹

抑制营养成分的吸收　　　产生剧毒　　　引起腹痛、腹泻

青椒

【性味归经】
性热，味辛。归心、脾经。

【别名】
甜椒、大椒、菜椒、灯笼椒、柿子椒。

功效 青椒具有温中下气、散寒除湿之功效，能增强人的体力，缓解因工作、生活压力造成的疲劳。其特有的味道和所含的辣椒素有刺激唾液和胃液分泌的作用，能增进食欲，帮助消化，促进肠蠕动，防止便秘。

【适宜人群】 食欲不佳、伤风感冒、风湿性疾病患者。

【不宜人群】 眼疾、食管炎、胃肠炎、胃溃疡、痔疮、火热病症、阴虚火旺、高血压、肺结核等病症患者。

✔ 相宜食物搭配及功效

鳝鱼	苦瓜	空心菜	肉类
可开胃爽口	美容养颜	降压止痛	促进消化和吸收

✘ 相克食物搭配及后果

黄瓜

破坏维生素

【注解】 青椒为一年生或多年生草本植物，特点是果实较大，辣味较淡甚至根本不辣，作蔬菜食用而不作为调味料。由于它翠绿鲜艳，新培育出来的品种还有红、黄、紫等多种颜色，因此不但能自成一菜，还被广泛用于配菜。

西蓝花

功效 西蓝花有爽喉、开音、润肺、止咳的功效。长期食用可以减少乳腺癌、直肠癌及胃癌等癌症的发病概率。西蓝花能够阻止胆固醇氧化，防止血小板凝结成块，因而减少心脏病与中风的危险。

【别名】花椰菜、青花菜。

【性味归经】性凉，味甘。

【适宜人群】口干口渴、消化不良、食欲不振、大便干结者，癌症患者、肥胖者、体内缺乏维生素K者。
【不宜人群】尿路结石者。

✓ 相宜食物搭配及功效			✗ 相克食物搭配及后果
胡萝卜	**西红柿**	**枸杞**	**牛奶**
预防消化系统疾病	防癌抗癌	有利于营养吸收	影响钙质吸收

【注解】西蓝花为一年生植物。根上生叶，叶上长主茎及支茎，茎上长满小颗粒组成花状，整体很像一个大花朵。西蓝花细嫩，味甘鲜美，食用后很容易消化吸收。

香菜

功效 香菜提取液具有显著的发汗清热透疹的功能，其特殊香味能刺激汗腺分泌，促使机体发汗、透疹。香菜辛香升散，能促进胃肠蠕动，具有开胃醒脾、调和中焦的作用。

【别名】
芫荽、香荽、芫荽、满天星、盐熟菜。

【性味归经】
性温。味辛。归肺、脾经。

烹饪提示
香菜是重要的香辛菜，爽口开胃，做汤可以添加。

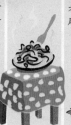

营养成分	选购	贮存	适宜人群	不宜人群
含蛋白质、维生素C、钾、钙和挥发油、苹果酸钾、甘露醇、黄酮类以及正癸醛、壬醛和芳樟醇等。	以色泽青绿，香气浓郁，质地脆嫩，没有黄叶、烂叶者为佳。	不宜长时间贮存。	风寒外感者、脱肛及食欲不振者，小儿出麻疹者。	胃溃疡、脚气、疮疡患者。

☑ 相宜食物搭配及功效

黄豆	豆腐皮	猪肠

预防和治疗感冒　　　健胃、祛风寒　　　增强免疫力

猪肝	羊肉	鳝鱼

促进食欲　　　增强免疫、壮阳　　　促进营养物质的消化吸收

狗肉	腐竹	甲鱼

增强免疫力　　　清热解毒　　　改善人体造血机能

☒ 相克食物搭配及后果

猪肉	黄瓜

损害身体　　　破坏维生素 C

13

茼蒿

【别名】
蓬蒿、菊花菜、蒿菜、同蒿菜、艾菜。

【性味归经】
性温，味甘、涩。归肝、肾经。

【适宜人群】咳嗽痰多、肠胃不和、记忆力减退、习惯性便秘患者。

【不宜人群】胃虚腹泻者。

√ 相宜食物搭配及功效			× 相克食物搭配及后果

鸡蛋	蜂蜜	猪心	醋
帮助充分吸收维生素A	润肺止咳	开胃消食、降压补脑	降低营养价值

粳米	肉类	胡萝卜
健脾养胃	帮助充分吸收维生素	破坏维生素C

丝瓜

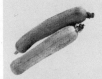

功效 丝瓜有清暑凉血、解毒通便、祛风化痰、润肌美容、通经络、行血脉、下乳汁、调理月经不顺等功效，还能用于治疗热病身热烦渴、痰喘咳嗽、肠风痔漏、崩漏、带下、血淋、疔疮痈肿、妇女乳汁不下等病症。

【适宜人群】月经不调者，身体疲乏、痰喘咳嗽、产后乳汁不通的妇女。

【不宜人群】体虚内寒、腹泻者。

【别名】布瓜、绵瓜、絮瓜、天丝瓜、倒阳菜。

【性味归经】性凉，味甘。归肝、胃经。

✓ 相宜食物搭配及功效				✗ 相克食物搭配及后果
毛豆	菊花	鸡肉	鸭肉	菠菜
降低胆固醇	清热养颜、洁肤除雀斑	清热利肠	清热祛火	引起腹泻
鱼	鸡蛋	虾		芦荟
增强免疫	润肺、补肾	养心润肺、润肤		引起腹痛、腹泻

冬瓜

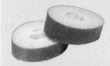

【别名】

白瓜、白冬瓜、枕瓜。

【性味归经】

性凉，味甘。归肺、大肠、小肠、膀胱经。

功效 冬瓜具有清热解毒、利水消肿、减肥美容的功效；能减少体内脂肪，有利于减肥。常吃冬瓜，还可以使皮肤光洁；另外对慢性支气管炎、肠炎、肺炎等感染性疾病有一定的治疗效果。

■烹饪提示

冬瓜是一种解热利尿比较理想的日常食物，连皮一起煮汤，效果更明显。

营养成分	选购	贮存	适宜人群	不宜人群
含有物质、矿维生素、冬瓜子中脂肪、氨酸、饱和脂肪酸等。	挑选时用一较质种熟指甲下，皮肉致密，籽已成黄褐色的口感好。	买回来的冬瓜如果吃不完，可用比较大的保鲜膜贴在冬瓜的切面上，用手抹紧贴满，可保持3-5天。	心烦气躁、热病口干烦渴、小便不利者。	脾胃虚弱、肾脏虚寒、久病滑泄、阳虚肢冷患者。

☑ 相宜食物搭配及功效

海带 **芦笋** **火腿**

降低血压 降低血脂 治疗小便不爽

甲鱼 **鲢鱼** **螃蟹**

润肤、明目 可辅助治疗产后 减肥健美
气血亏虚

鸡肉 **口蘑**

排毒养颜 利小便

☒ 相克食物搭配及后果

鲫鱼 **醋** **红豆**

导致身体脱水 降低营养价值 身体脱水

苦瓜

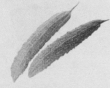

功效 苦瓜有清暑除烦、清热消暑、解毒、明目、降低血糖、补肾健脾、益气壮阳、提高机体免疫力的功效。对治疗痢疾、疮肿、热病烦渴、痱子过多、眼结膜炎、小便短赤等病有一定的食疗作用。此外，还有助于加速伤口愈合，多食有助于皮肤细嫩柔滑。

【别名】
凉瓜、癞瓜。

【性味归经】
性寒，味苦。归脾、胃、心、肝经。

■烹饪提示

切好的苦瓜放入开水中焯一下，或放在无油的热锅中干煸一会儿，或用盐腌一下，都可减轻它的苦味。

营养成分	选购	贮存	适宜人群	不宜人群
含胰岛素、蛋白质、脂肪、淀粉、维生素C、粗纤维、胡萝卜素和钙、磷、铁等多种矿物质。	苦瓜身上一粒一粒的果瘤，是判断苦瓜好坏的特征。颗粒愈饱满，表示瓜肉愈厚。	苦瓜不耐保存，即使在冰箱中存放也不宜超过2天。	糖尿病、癌症、痱子患者。	脾胃虚寒者及孕妇。

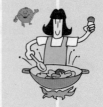

✓ 相宜食物搭配及功效

辣椒	鸡蛋	猪肝	茄子
排毒瘦身	对骨骼、牙齿的健康有帮助	清热解毒、补肝明目	延缓衰老、益气壮阳

洋葱	瘦肉	玉米	鸡翅
增强免疫力	提高人体对铁元素的吸收	清热解毒	补脾健胃

✗ 相克食物搭配及后果

豆腐	黄瓜	沙丁鱼	牛奶
容易引起结石	降低营养价值	引发荨麻疹	不利营养的吸收

排骨	胡萝卜	南瓜
阻碍钙的吸收	降低营养价值	破坏维生素 C

黄瓜

【别名】
胡瓜、青瓜。

【性味归经】
性凉，味甘。有小毒。归肺、胃、大肠经。

功效 黄瓜具有除湿、利尿、降脂、镇痛、促消化之功效。尤其是黄瓜中所含的纤维素能促进肠内腐败食物排泄，而所含的丙醇、乙醇和丙醇二酸还能抑制糖类物质转化为脂肪，对肥胖者和高血压、高血脂患者有利。

烹饪提示

黄瓜尾部含有较多的苦味素，苦味素有抗癌的作用，所以不宜把黄瓜尾部全部丢掉。

营养成分	选购	贮存	适宜人群	不宜人群
含有蛋白质、膳食纤维、维生素、矿物质、乙醇、丙醇等，并含有多种游离氨基酸。	选购黄瓜，应色泽亮丽，若外状头凸起，而且黄瓜顶上着鲜黄花的为最好。	保存黄瓜要先将它水分擦干，再放入密封保鲜袋中，封好袋口后冷藏即可。	热病患者，肥胖、高血压、高血脂、水肿、癌症、嗜酒者及糖尿病患者。	脾胃虚弱、胃寒、腹痛腹泻、肺寒咳嗽患者。

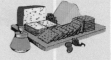

龟

健脾利气

鱿鱼

增强免疫力

大蒜

排毒瘦身

黄花菜

可改善不良情绪

豆腐

降低血脂

土豆

排毒瘦身

黑木耳

排毒瘦身和补血养颜

虾

保肝护肾

蜂蜜

润肠通便和清热解毒

醋

开胃消食

木耳菜

减肥塑身

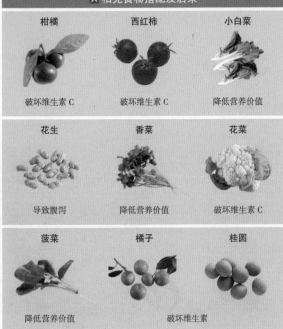

× 相克食物搭配及后果

柑橘

破坏维生素 C

西红柿

破坏维生素 C

小白菜

降低营养价值

花生

导致腹泻

香菜

降低营养价值

花菜

破坏维生素 C

菠菜

降低营养价值

橘子

破坏维生素

【注解】黄瓜原产于喜马拉雅山南麓的热带雨林地区，最初为野生，瓜带黑刺，味道非常苦，不能食用，后经长期的栽培、改良，才成为现在脆甜可口的黄瓜。中国各地普遍栽培，初春育苗后移栽，或春季、夏季直接播种，也可温室栽培。黄瓜食用部分为幼嫩子房。果实颜色呈油绿或翠绿。鲜嫩的黄瓜顶花带刺，果肉脆甜多汁，具有清香口味。

南瓜

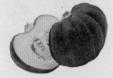

【性味归经】

性温，味甘。归脾、胃经。

【别名】

麦瓜、番瓜、倭瓜、金冬瓜。

功效 南瓜具有润肺益气、化痰、消炎止痛、降低血糖、驱虫解毒、止喘、美容等功效。可减少粪便中毒素对人体的危害，防止结肠癌的发生，对高血压及肝脏的一些病变的预防和治疗有一定食疗作用。另外，南瓜中胡萝卜素含量较高，可保护眼睛。

■ **烹饪提示**

南瓜所含的类胡萝卜素耐高温，加油脂烹炒，更有助于人体摄取吸收。

营养成分	选购	贮存	适宜人群	不宜人群
含蛋白质、淀粉、糖类、胡萝卜素、维生素B₁、维生素B₂、维生素C和膳食纤维，以及钾、磷、钙、铁、锌等。	挑选外形完整、最好是瓜梗蒂连着瓜身，这样的南瓜说明新鲜。	南瓜切开后，可将南瓜子去掉，用保鲜袋装好后，放入冰箱冷藏保存。	糖尿病、动脉硬化、胃黏膜溃疡、肋间神经痛等患者，脾胃虚弱者、营养不良者、肥胖者、便秘者以及中老年人。	有脚气、黄疸、时病疳症、下痢胀满、产后痧痘、气滞湿阻病症患者。

☑ 相宜食物搭配及功效

牛肉	莲子	芦荟
补脾健胃、解毒止痛	降低血压	美白肌肤

猪肉	山药	绿豆
预防糖尿病	提神补气	清热解毒、生津止渴

✕ 相克食物搭配及后果

辣椒	羊肉	黄瓜
破坏维生素 C	发生黄疸和脚气	影响维生素的吸收

鲤鱼	虾	油菜
引起中毒	引起腹泻、腹胀	破坏维生素 C

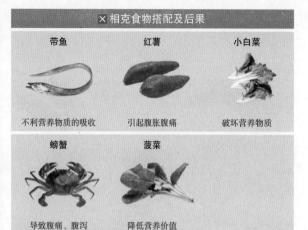

✕ 相克食物搭配及后果

带鱼

不利营养物质的吸收

红薯

引起腹胀腹痛

小白菜

破坏营养物质

螃蟹

导致腹痛、腹泻

菠菜

降低营养价值

【注解】南瓜为葫芦科南瓜属一年生草本植物。起源于美洲，2000年前已有栽培。现广泛分布于全世界和中国各地。南瓜嫩果味甘适口，是夏秋季节的瓜菜之一。老瓜可作饲料或杂粮，所以有很多地方又称为饭瓜。在西方南瓜常用来做成南瓜派，即南瓜甜饼。南瓜瓜子可以做零食。

胡萝卜。

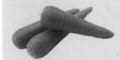

【别名】
红萝卜、金笋、丁香萝卜。

【性味归经】
性平，味甘、涩。无毒。归心、肺、脾、胃经。

功效 胡萝卜有健脾和胃、补肝明目、清热解毒、壮阳补肾、透疹、降气止咳等功效，对于肠胃不适、便秘、夜盲症、性功能低下、麻疹、百日咳、小儿营养不良等症状有食疗作用。

■ 烹饪提示

胡萝卜素是一种脂溶性物质，消化吸收率极差，烹调时应用食油烹制。

营养成分	选购	贮存	适宜人群	不宜人群
富含糖类、蛋白质、脂肪、碳水化合物、胡萝卜素、B族维生素、维生素C。	要选根粗大、心细地小、质脆嫩、外形完整的胡萝卜。另外，表面光泽、感觉沉重的才是好的胡萝卜。	将胡萝卜加热，放凉后用密封容器保存，冷藏可保鲜5天，冷冻可保鲜2个月左右。	癌症、高血压、夜盲症、干眼症、营养不良、食欲不振、皮肤粗糙者。	脾胃虚寒者。

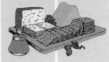

☑ 相宜食物搭配及功效

香菜

开胃消食

绿豆芽

排毒瘦身

菠菜

防止中风

☒ 相克食物搭配及后果

白萝卜

降低营养价值

酒

损害肝脏

山楂

破坏维生素 C

醋

降低营养价值

柑橘

降低营养价值

红枣

降低营养价值

桃子

降低营养价值

柠檬

破坏维生素 C

草莓

破坏维生素 C

茄子

【别名】

茄瓜、白茄、紫茄、昆仑瓜、落苏矮瓜。

【性味归经】

味甘，性凉。归脾、胃、大肠经。

功效 茄子具有活血化瘀、清热消肿、宽肠之效，适用于肠风下血、热毒疮痈、皮肤溃疡等。茄子含黄酮类化合物，具抗氧化功能，可防止细胞癌变，同时也能降低血液中胆固醇含量，预防动脉硬化，可调节血压，保护心脏。

■ 烹饪提示

茄子切成块或片后，由于氧化作用会很快由白变褐。如果将切成块的茄子立即放入水中浸泡，待做菜时再捞起滤干，就可避免茄子变色。

营养成分	选购	贮存	适宜人群	不宜人群
含蛋白质、维生素A、B族维生素、维生素C、维生素P、脂肪、糖类以及矿物质等。	茄子以果形均匀正，老嫩适度，无裂口、腐烂、锈皮、斑点。皮薄、子少、肉厚、细嫩的为佳。	茄子的表皮覆盖着一层蜡质，具有保护茄子的作用，一旦蜡质层被冲刷掉，就容易受微生物侵害而腐烂变质。	发热、咯血、便秘、高血压、动脉硬化、坏血病、眼底出血、皮肤紫斑症等容易内出血的人。	虚寒腹泻、皮肤疮痈、目疾患者以及孕妇。

猪肉

维持正常血压

黄豆

通气、顺肠、润燥消肿

牛肉

强身健体

羊肉

预防心血管疾病

鹌鹑肉

预防心血管疾病

兔肉

可保护心血管

狗肉

可预防心血管疾病

苦瓜

清心明目

螃蟹

郁积腹中、伤寒肠胃

墨鱼

引起霍乱

29

土豆

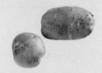

【别名】
山药蛋、洋番薯、洋芋、马铃薯。

【性味归经】
性平，味甘。归胃、大肠。

功效 土豆具有和胃调中、健脾益气、补血强肾等多种功效。土豆富含维生素、钾、纤维素等，可预防癌症和心脏病，帮助通便，并能增强机体免疫力。

烹饪提示

土豆切块，冲洗完之后要先晾干，再放到锅里炒，这样它就不会粘在锅底了。煮土豆时，先在水里加几滴醋，土豆的颜色就不会变黑了。

营养成分	选购	贮存	适宜人群	不宜人群
富含糖类，还含有蛋白质、脂肪、维生素B₁、维生素B₂和矿物质钙、磷、铁等，并含有丰富的钾盐。	应选择个头结实、没有出芽、颜色单一的土豆。	土豆可以与苹果放在一起，因为苹果产生的乙烯会抑制土豆芽眼处的细胞生生长素。	妇女白带者、皮肤瘙痒者、急性肠炎患者、习惯性便秘者、皮肤湿疹患者、心脑血管疾病患者。	糖尿病患者、腹胀者。

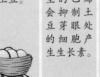

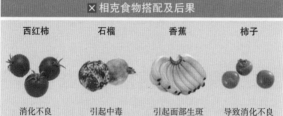

☑ 相宜食物搭配及功效

黄瓜	牛肉	豆角
有利于身体健康	酸碱平衡	除烦润燥

醋	牛奶
能分解有毒物质	提供全面营养素

✕ 相克食物搭配及后果

西红柿	石榴	香蕉	柿子
消化不良	引起中毒	引起面部生斑	导致消化不良

【注解】土豆为多年生草本，但做一年生或一年两季栽培。其地下块茎呈圆、卵、椭圆等形，有芽眼，皮红、黄、白或紫色；地上茎有棱，有毛；奇数羽状复叶；聚伞花序顶生，花白、红或紫色；浆果球形，绿或紫褐色；种子肾形，黄色。土豆多用地下块茎繁殖，可供烧煮，做粮食或蔬菜。

肉禽类

肉禽类可分为畜肉和禽肉两种，前者包括猪肉、牛肉、羊肉和兔肉等，后者包括鸡肉、鸭肉和鹅肉等。肉禽类食物中含有丰富的脂肪、蛋白质、矿物质和维生素，不含植物纤维素。本节主要介绍肉禽类食物的饮食相宜与相克。

猪肉

【别名】
豕肉、豚肉、彘肉等。

【性味归经】
性温，味甘、咸。归脾、胃、肾经。

功效 猪肉具有滋阴润燥、补虚养血的功效，对消渴羸瘦、热病伤津、便秘、燥咳等病症有食疗作用。猪肉既可提供血红素（有机铁）和促进铁吸收的半胱氨酸，又可提供人体所需的脂肪酸，所以能从食疗方面来改善缺铁性贫血。

■ 烹饪提示
　　猪肉要斜切，剔除猪颈等处灰色、黄色或暗红色的肉疙瘩。

营养成分	选购	贮存	适宜人群	不宜人群
含蛋白质、脂肪、碳水化合物、磷、钙、铁、维生素B_1、维生素B_2、烟酸等。	新鲜猪肉肌肉有光泽、红色均匀，用手指压肌肉后凹陷部分能立即恢复。	买回的猪肉先用水洗净，然后分割成小块，装入保鲜袋，再放入冰箱保存。	身体虚弱者、老人、儿童、孕产妇。	体胖、舌苔厚腻者，冠心病、高血压、高血脂等患者以及风邪偏盛者。

芋头	红薯	白萝卜
滋阳润燥、养胃益气	降低胆固醇	消食、除胀、通便

白菜	莴笋	大蒜
开胃消食	补脾益气	延长 B 族生素的停留时间

香菇	茄子	黑木耳
保持营养均衡	增加血管弹性	降低心血管病发病率

海带	竹笋	豆苗
止痒	清热化痰、解渴益气	利尿、消肿、止痛

33

☑ 相宜食物搭配及功效

南瓜	山楂	冬瓜
降低血压	祛斑消瘀	开胃消食

✕ 相克食物搭配及后果

田螺	茶	鲤鱼
容易伤肠胃	容易造成便秘	有害健康

杏仁	虾	豆类
引起腹痛	耗人阴精	降低营养

驴肉	菊花	鸽肉	百合
导致腹泻	对身体十分不利	使人滞气	引起中毒

猪蹄

【别名】 猪脚、猪手、猪爪。

【性味归经】 性平，味甘、咸。

✓ 相宜食物搭配及功效

木瓜	黑木耳	花生	墨鱼
丰胸养颜	滋补阴液、补血养颜	养血生精	补肾

✗ 相克食物搭配及后果

鸽肉	大豆	甘草
滞气	影响营养吸收	引起中毒

牛肉

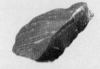

【别名】

黄牛肉。

【性味归经】

性平，味甘。归脾、胃经。

功效 牛肉补脾胃、益气血、强筋骨。对虚损羸瘦、消渴、脾弱不运、癖积、水肿、腰膝酸软、久病体虚、面色萎黄、头晕目眩等病症有食疗作用。多吃牛肉，对肌肉生长有好处。

■烹饪提示

炒牛肉片之前，先用啤酒将面粉调稀，淋在牛肉片上，拌匀后腌30分钟，可增加牛肉的鲜嫩程度。

营养成分	选购	贮存	适宜人群	不宜人群
含蛋白质、脂肪、维生素B₁、维生素B₂、钙、磷、铁等，还含有多种特殊的成分，如肌醇、黄嘌呤、牛磺酸等。	新鲜牛肉有光泽，红色均匀，脂肪洁白或淡黄色；外表微干或有风干膜，不粘手，弹性好。	如不慎买到老牛肉，可急冻再冷藏一两天，肉质可稍变嫩。	高血压、冠心病、血管硬化和糖尿病患者、老年人、儿童以及身体虚弱者。	内热者、皮肤病、肝病、肾病患者。

☑ 相宜食物搭配及功效

土豆	洋葱	鸡蛋	枸杞
保护胃黏膜	补脾健胃	延缓衰老	养血补气

南瓜	芋头	白萝卜	芹菜
排毒止痛	治疗食欲不振、防止便秘	补五脏、益气血	降低血压

☒ 相克食物搭配及后果

生姜	白酒	鲇鱼	红糖
导致体内热生火盛	导致上火	引起中毒	引起腹胀

橄榄	板栗	田螺
引起身体不适	降低营养价值	引起消化不良

羊肉

功效 寒冬常吃羊肉可益气补虚、促进血液循环、使皮肤红润、增强御寒能力。羊肉还可增加消化酶，保护胃壁，帮助消化。中医认为，羊肉还有补肾壮阳的作用。

【别名】
古称之为羖肉、羭肉。

【性味归经】
性热，味甘。归脾、胃、肾、心经。

■ **烹饪提示**

在白萝卜上戳几个洞，放入冷水中和羊肉同煮，滚开后将羊肉捞出，再单独烹调，即可去除膻味。

营养成分	选购	贮存	适宜人群	不宜人群
含有丰富的蛋白质和纤维素。	新鲜羊肉鲜红色均匀而有光泽，肉质细而紧密，有弹性，外表略干，不粘手。	买回的新鲜羊肉要及时进行冷却或冷藏，使肉温降到5℃以下，以便减少细菌污染，延长保鲜期。	体虚胃寒、反胃酸者，中老年体质虚弱者。	感冒发热、高血压、肝病、急性肠炎和其他感染病者。

√ 相宜食物搭配及功效

生姜	香菜	香椿	芜菁
治疗腹痛	增强免疫力	治疗风湿性关节炎	适用于食积不化

鸡蛋	山药	白萝卜	白酒
延缓衰老	健脾胃	增强免疫力	降低腥味

× 相克食物搭配及后果

乳酪	荞麦	豆瓣酱
产生不良反应	功能相反，不宜同食	功能相反，不宜同食

南瓜	食醋	竹笋
导致胸闷腹胀	功能相反，不宜同食	引起中毒

鸡肝

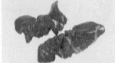

功效 鸡肝铁质含量丰富，是补血食品中最常用的食物。鸡肝中的维生素 A 含量远远超过奶、蛋、肉、鱼等食品，具有维持正常生长和生殖机能的作用，能保护眼睛，维持正常视力，防止眼睛干涩、疲劳，维持健康的肤色。

【性味归经】性微温，味甘、苦。

【适宜人群】肝虚目暗、视力下降、夜盲症、小儿疳积（角膜软化症）、佝偻病、妇女产后贫血、肺结核等。

【不宜人群】孕产妇。

✓ 相宜食物搭配及功效	✗ 相克食物搭配及后果		
大米 辅助治疗贫血及夜盲症	麻雀肉 发生不良反应	山鸡 不利于身体健康	芥菜 降低营养价值
丝瓜 补血养颜	白萝卜 降低营养价值	香椿 降低营养价值	芜菁 维生素 C 会被氧化

狗肉

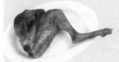

【别名】
犬肉、地羊肉。

【性味归经】
性温，味咸、酸。归胃、肾经。

功效 狗肉有补肾、益精、温补、壮阳等功用。现代医学研究证明，狗肉中含有少量稀有元素，对治疗心脑缺血性疾病，调整高血压有一定益处。狗肉还可用于老年人的虚弱症，如尿溺不尽、四肢厥冷、精神不振等。

烹饪提示

用姜片、白酒反复搓揉狗肉，再用稀释的白酒泡1~2小时，清水冲洗后入油锅微炸再烹调，可有效降低其腥味。

营养成分	选购	贮存	适宜人群	不宜人群
富含蛋白质和脂肪，还含有维生素A、维生素B₂、维生素E、氨基酸和铁、锌、钙等矿物元素。	色泽鲜红、发亮且水分充足者。	冷藏可延长保质期。	腰膝冷痛、小便清长、小便频数、水肿、阳痿等患者。	咳嗽、感冒、发热、腹泻和阴虚火旺者。

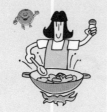

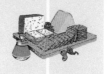

☑ 相宜食物搭配及功效

胡萝卜

温补脾胃、益肾助阳

木瓜

可预防和治疗风湿痛、关节炎

豆腐

壮腰补肾

辣椒

开胃消食

芝麻

补益五脏

粳米

补肾壮阳

☒ 相克食物搭配及后果

茶

不利人体健康

大蒜

助火伤阴

生姜

导致腹痛

鲤鱼

引起中毒

鳝鱼

温热助火

狗肾

引起痢疾

鹌鹑

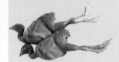

【别名】
鹌鸟肉、赤喉鹑肉。

【性味归经】
性平，味甘。归大肠、脾、肺、肾经。

功效 鹌鹑肉具有补五脏、益精血、温肾助阳之功效，男子经常食用鹌鹑，可增强性功能，并增气力，壮筋骨。鹌鹑肉中含有维生素P等成分，常食有防治高血压及动脉硬化之功效。

【适宜人群】高血压、血管硬化、结核病、肥胖症、肾炎水肿、泻痢、胃病、神经衰弱和支气管哮喘等病症者，以及营养不良、体虚乏力、贫血头晕、皮肤过敏者。

【不宜人群】重症肝炎晚期、肝功能极度低下、感冒患者。

☑ 相宜食物搭配及功效

红枣	天麻	桂圆	红小豆
补血养颜	改善贫血	补肝益肾、养心和胃	可治疗小儿腹泻和小儿疳积

✕ 相克食物搭配及后果

黑木耳	蘑菇	猪肝	黄花菜
引发痔疮	引起痔疮发作	使皮肤出现色素沉淀	引起痔疮发作

菌菇类

菌菇类的营养价值十分丰富，含有较多的蛋白质、碳水化合物、维生素等，还有微量元素和矿物质，多吃可增强人体免疫力。本章节详细介绍了常见的菌菇的功效、相宜食物搭配及功效、相克食物搭配及后果。

黑木耳

【别名】
树耳、木蛾、黑菜。

【性味归经】
性平，味甘。归肺、胃、肝经。

功效 黑木耳具有补血气、活血、滋润、强壮、通便之功效，对痔疮、胆结石、肾结石、膀胱结石等病症有食疗作用。黑木耳可防止血液凝固，有助于减少动脉硬化，经常食用则可预防脑溢血、心肌梗死等致命性疾病的发生。

烹饪提示

将黑木耳放入温水中，加点盐，浸泡半小时可以让木耳快速变软。

营养成分	选购	贮存	适宜人群	不宜人群
含蛋白质、脂肪和钙、磷、铁及胡萝卜素、维生素B₁等，还含磷脂、固醇等。	干黑木耳越干越好，朵大适度，朵面乌黑但无光泽，朵背略呈灰白色的为上品。	保存干黑木耳要注意防潮，最好用塑胶袋装好、封严，常温或冷藏保存均可。	脑血栓、冠心病、癌症、硅沉着病、结石患者、肥胖患者。	慢性肠炎患者。

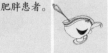

44

莴笋	红枣	豆角
补血	补血	防治高血压、高血脂、糖尿病

银耳	白菜	芦荟
提高免疫力	润喉止咳	降低血糖

蒜	黄瓜	猪腰
养生保健	减肥	提高免疫力

莴笋	柑橘	绿豆
降低血压、血脂、血糖	治疗痛经	降压消暑

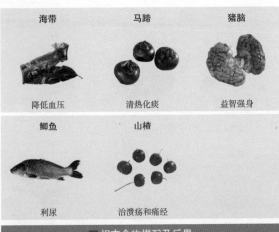

海带　　　　　马蹄　　　　　猪脑

降低血压　　　清热化痰　　　益智强身

鲫鱼　　　　　山楂

利尿　　　　　治溃疡和痛经

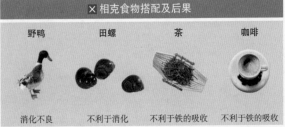

✕ 相克食物搭配及后果

野鸭　　　田螺　　　　茶　　　　咖啡

消化不良　　不利于消化　　不利于铁的吸收　　不利于铁的吸收

【注解】黑木耳生长于栎树、杨树、榕树、槐树等120多种阔叶树的腐木上，单生或群生。在中国主要分布于黑龙江、吉林、福建、台湾、湖北、广东、广西、四川、贵州、云南等地。目前人工培植以椴木的和袋料的为主。黑木耳色泽黑褐、质地柔软、味道鲜美、营养丰富，可素可荤。

草菇

【别名】
稻草菇、脚苞菇。

【性味归经】
性平，味甘。归胃、脾经。

功效 草菇具有清热解暑、养阴生津、降血压、降血脂、滋阴壮阳、增加乳汁等功效，可预防坏血病，促进创伤愈合，护肝健胃，增强人体免疫力。

【适宜人群】高血压、高血脂、动脉硬化、冠心病、癌症、糖尿病患者，以及体质虚弱、气血不足、营养不良、食欲不振者。

【不宜人群】草菇性寒，平素脾胃虚寒之人忌食。

✓ 相宜食物搭配及功效

豆腐	虾仁	猪肉	牛肉
降压降脂	补肾壮阳	有补脾益气的功效	增强免疫力

✗ 相克食物搭配及后果

鹌鹑	蒜
面生黑斑	对身体不利

银耳

【别名】
白木耳、雪耳。

【性味归经】
性平，味甘。归肺、胃、肾经。

功效 银耳含有丰富的胶质、多种维生素、无机盐、氨基酸，具有强精补肾、滋肠益胃、补气和血、强心壮志、补脑提神、美容嫩肤、延年益寿的功效。银耳还含有酸性异多糖，能增强机体巨噬细胞的吞噬功能，抑制癌细胞生长。

■ 烹饪提示

银耳宜用开水泡发，泡发后应去掉未发开的部分，特别是那些呈淡黄色的东西。银耳主要用来做甜汤。

营养成分	选购	贮存	适宜人群	不宜人群
含蛋白质、脂肪、碳水化合物、粗纤维、钙、磷、铁、维生素B₁、维生素B₂、烟酸以及16种氨基酸。	宜选择色泽黄白、鲜洁发亮、瓣大形似梅花、气味清香、带性韧性、胀性好的银耳。	银耳易受潮变质，可先装入瓶中密封，再放于阴凉干燥处保存。	虚劳咳嗽、肺结核、神经衰弱、盗汗遗精、白细胞减少症、高血压、肿瘤、肝炎、老年慢性支气管炎、肺源性心脏病患者。	慢性肠炎患者、风寒者。

48

☑ 相宜食物搭配及功效

莲子	冰糖	木瓜	鸽蛋
滋阴润肺	滋补	美容美体	补肾润肺

青鱼	菊花	百合	鹌鹑蛋
保健养身	益气强身	滋阴润肺	健脑强身

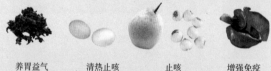

茶	鸭蛋	银耳＋雪梨＋川贝	黑木耳
养胃益气	清热止咳	止咳	增强免疫

✖ 相克食物搭配及后果

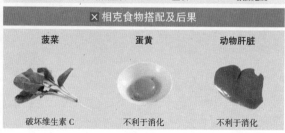

菠菜	蛋黄	动物肝脏
破坏维生素 C	不利于消化	不利于消化

香菇

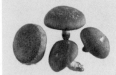

功效 香菇具有化痰理气、益胃和中、透疹解毒之功效，对食欲不振、身体虚弱、小便失禁、大便秘结、形体肥胖、肿瘤疮疡等病症有食疗功效。

【别名】
菊花菇、合蕈。

【性味归经】
性平，味甘。归脾、胃经。

■ 烹饪提示

烹饪前，香菇在水里（冬天用温水）提前浸泡1天，经常换水并用手挤出杆内的水，这样既能泡发彻底，又不会造成营养大量流失。

营养成分	选购	贮存	适宜人群	不宜人群
富含碳水化合物、钙、磷、铁、维生素、烟酸以及蛋白质类物质，并含有香菇多糖、天门冬素等多种活性物质。	首先应当鉴别其香味如何，可用手指头压住菇伞，然后边放松边闻，以香味纯正、伞背呈黄色或白色者为佳。	干香菇应放在干燥、低温、避光、密封的环境中储存。发好的香菇要放在冰箱里冷藏才不会损失营养。	肝硬化、高血压、糖尿病、癌症、肾炎、气虚、贫血、痘疹透发不畅、佝偻病患者。	慢性畏寒型胃炎患者、痘疹头发之人。

50

✅ 相宜食物搭配及功效

牛肉	猪肉	木瓜	油菜
补气养血	促进消化	减脂降压	提高免疫力

豆腐	马蹄	鱿鱼	莴笋
有助于吸收营养	清热解毒	降低血压、血脂	利尿通便

毛豆	猪腰	蘑菇	母鸡
提高免疫力	促进食欲	强身健体	补气养血

❌ 相克食物搭配及后果

鹌鹑	鹌鹑蛋	野鸡	螃蟹
与这些食物同食面生黑斑		引发痔疮	引起结石

51

茶树菇

功效 茶树菇中的糖类化合物能增强免疫力，促进形成抗氧化成分；茶树菇低脂低糖，且含有多种矿物元素，能有效降低血糖和血脂；茶树菇中的核酸能明显控制细胞突变成癌细胞或其他病变细胞，从而避免肿瘤的发生。

【适宜人群】肾虚、尿频、水肿、风湿患者。

【别名】茶薪菇。

【性味归经】性平，味甘，无毒。

☑ 相宜食物搭配及功效		✕ 相克食物搭配及后果	
猪骨	鸡肉	酒	鹌鹑
增强免疫力	增强免疫力	容易中毒	降低营养价值

【注解】茶树菇是集高蛋白、低脂肪、低糖分、保健食疗于一身的纯天然无公害保健食用菌。其味美、柄脆、香浓纯正，为宾馆、家庭宴席的高级保健食品。

蘑菇

【别名】
洋蘑菇、洋草菇、洋菌。

性平，味甘。
【性味归经】

功效 蘑菇有降低血糖、降低血脂、预防动脉硬化和肝硬化的作用，对高血压、心血管病、肝病、糖尿病等有一定的食疗作用。此外，蘑菇还能增强人体免疫力。

【适宜人群】高血压患者、糖尿病患者、免疫力低下者、老年人。
【不宜人群】便溏者。

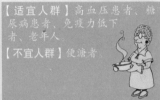

✓ 相宜食物搭配及功效				✗ 相克食物搭配及后果
韭菜	葱	蒜	青豆	野鸡
增强免疫力	降低血脂	清热杀菌	清热解毒	引发痔疮
鸡蛋清	猪肉	鲫鱼	红枣	驴肉
补气益胃、滋阴润燥	促进营养物质的吸收	增强免疫、提神健脑	补血养颜	引起腹痛、腹泻

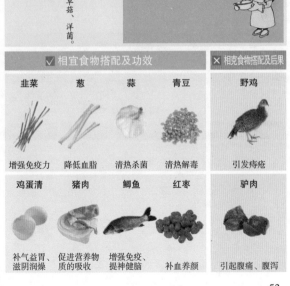

水产类

水产类食物在我们饮食中占有重要的地位，特别是鱼类，营养丰富，肉质鲜美，深受大家的喜爱。本节详细介绍了各种水产类食物的选购、烹饪提示、适宜人群及不宜人群、相宜食物搭配及功效、相克食物搭配及后果等重要知识。

草鱼

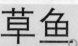

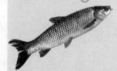

【别名】
混子、草鲩、鲩鱼、油鲩。

【性味归经】
性温、味甘。无毒。归肝、胃经。

功效 草鱼具有暖胃、平肝、祛风、活痹、截疟、降压、祛痰及轻度镇咳等功能，是温中补虚的养生食品。此外，草鱼对增强体质、延缓衰老有食疗作用。而且，多吃草鱼还可以预防乳腺癌。

■ 烹饪提示

烹调草鱼时，可以不放味精，味道也很鲜美；炒鱼肉的时间不能过长，要用低温油炒至鱼肉变白即可。

营养成分	选购	贮存	适宜人群	不宜人群
富含蛋白质、脂肪、钙、磷、铁、维生素B$_1$、维生素B$_2$、烟酸等。	将草鱼放在水中，在水底层，且鳃盖均起伏以呼吸的为鲜活草鱼。	将鲜活草鱼宰杀洗净放入冰箱内。	冠心病、高血压、高血脂患者、水肿、肺结核、风湿头痛患者、体虚气弱者。	女子在月经期不宜食用。

草鱼 + 油条 + 蛋 + 胡椒粉

益眼明日

豆腐	冬瓜	黑木耳

增强免疫力　　　祛风、清热、平肝　　　补虚利尿

醋	莼菜	鸡蛋

 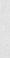

营养价值高　　　健脾和胃、利水消肿　　　温补强身

甘草	西红柿	咸菜

引起中毒　　　抑制铜元素析放　　　易生成有毒物质

鲢鱼

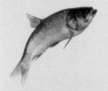

功效 鲢鱼具有健脾、利水、温中、益气、通乳、化湿之功效。另外，鲢鱼的鱼肉中含蛋白质、脂肪酸很丰富，能促进智力发育，对于降低胆固醇对血液黏稠度和预防心脑血管疾病、癌症等具有明显的食疗作用。

【别名】 鲢、鲢子、边鱼、白脚鲢。

【性味归经】 性温，味甘。归脾、胃经。

▓ 烹饪提示

　　鲢鱼适用于烧、炖、清蒸、油浸等烹调方法，尤以清蒸、油浸最能体现出鲢鱼清淡、鲜香的特点。

营养成分	选购	贮存	适宜人群	不宜人群
富含蛋白质及氨基酸、脂肪、烟酸、钙、磷、铁、糖类、维生素B₁、维生素B₂、维生素D等。	选购鲢鱼头时，以头型浑圆者为佳，要选黑鲢鱼头。	将鲢鱼宰杀后洗净，切成块分装在塑料袋里放入冷冻室，要吃时拿出解冻。	脾胃气虚、营养不良、肾炎水肿、小便不利、肝炎患者。	甲亢病人、感冒、发烧、痈疽疔疮、无名肿毒、瘙痒性皮肤病、目赤肿痛、口腔溃疡、大便秘结、红斑狼疮等病症者。

豆腐

解毒美容

丝瓜

生血通乳

白萝卜

利水消肿

青椒

健脑益智

苹果

治疗腹泻

赤小豆

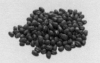

有利水作用

猪肉

温中益气、润泽皮肤

冬瓜子

暖胃泽肤、下乳

✖ 相克食物搭配及后果

西红柿

不利于营养的吸收

甘草

引起中毒

★ 小贴士

将鱼去鳞剖腹洗净后，放入盆中倒一些黄酒，就能除去鱼的腥味，并能使鱼滋味鲜美。

虾

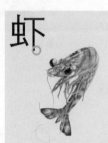

【别名】

虾米、开洋、河虾、草虾、曲身小子、长须公、虎头公。

【性味归经】

性温。味甘、咸。归脾、肾经。

功效 虾具有补肾、壮阳、通乳之功效，属强壮补精食品。可治阳痿体倦、腰痛、腿软、筋骨疼痛、失眠不寐、产后乳少以及丹毒、痈疽等症；所含有的微量元素硒能有效预防癌症。

▦ 烹饪提示

烹调虾之前，先用泡桂皮的沸水把虾冲烫一下，味道会更鲜美。煮虾的时候滴少许醋，可让煮熟的虾壳颜色鲜红亮丽，吃的时候，壳和肉也容易分离。

营养成分	选购	贮存	适宜人群	不宜人群
富含蛋白质、脂肪、碳水化合物、谷氨酸、糖类、维生素B₁、维生素B₂、烟酸以及钙、磷、铁、硒等矿物质。	新鲜的虾体形完整，呈青绿色，外壳硬实发亮，头、体紧紧相连，肉质细嫩，有弹性、有光泽。	将虾的沙肠挑出，剥除虾壳，然后洒上少许酒，控干水分，再放进冰箱冷冻。	肾虚阳痿、男性不育症者，腰脚虚弱无力、小儿麻疹、中老年人缺钙所致的腿抽筋病症者及孕妇。	高脂血症、动脉硬化、心血管疾病、皮肤疥癣、急性炎症和疮痈面部过敏性鼻炎、支气管哮喘等病症者及老人。

☑ 相宜食物搭配及功效

燕麦	韭菜花	白菜
有利于牛磺酸的合成	治夜盲、干眼、便秘	增强免疫力

葱	香菜	豆苗
益气、下乳	补脾益气	增强体质、促进食欲

枸杞子	豆腐	西蓝花
补肾壮阳	利于消化	补脾和胃、补肾固精

猪肝	虾 + 韭菜 + 鸡蛋	
治肾虚、月经过多	滋补阳气	

西瓜	猪肉	南瓜
降低免疫力	耗人阴精	引发痢疾

西红柿	猕猴桃	南瓜
生成有毒物质	对人体不利	产生有害物质

红枣	橄榄	苦瓜

与这些食物同食引起中毒

花菜	浓茶	百合
引起中毒	引起结石	降低营养

海参

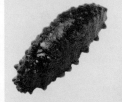

【别名】
刺参、海鼠。

【性味归经】
性温，味咸。

功效 海参具有补肾、滋阴、养血、益精之功效，对于高血压、冠心病、动脉硬化都有比较好的预防作用。另外，海参还有补肾滋阴、养颜乌发的作用，可以抗衰老。

烹饪提示
海参烹调前应先用冷水泡发。

小贴士
泡发海参时，切莫沾染油脂、碱、盐，否则会妨碍海参吸水膨胀，降低出品率；甚至会使海参溶化，腐烂变质。发好的海参不能再冷冻；一次不宜发得太多。

营养成分	选购	贮存	适宜人群	不宜人群
富含蛋白质、碳水化合物、脂肪、维生素E、钙、硒、碘、磷、铁。	购买海参时，要看海参的肉质和含盐量。海参以参刺排列均匀为好；肉肥厚，含盐量低的为上品。	要将干海参置于风干燥处或冰箱冷藏存放。	气血不足、肾阴不足、阳痿遗精、肝炎、高脂血症、冠心病、动脉硬化等病症者。	患感冒、咳痰、气喘、急性肠炎、痢疾及大便溏薄等病症者。

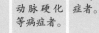

✓ 相宜食物搭配及功效

鸭肉	葱	豆腐	菠菜
补五气、祛火热、滋养五脏	益气补肾、养脂利产	健脑益智、生肌健体	补血补铁、生津润燥

竹笋	枸杞子	芦笋	黑木耳
滋阴润燥、清热养血	补肾益气、养血润燥	辅助治疗癌症	滋阴养血、润燥滑肠

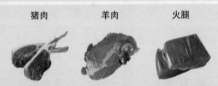

猪肉	羊肉	火腿

与这些食物同食补肾益精、养血润燥

✗ 相克食物搭配及后果

葡萄	柿子	石榴	醋
与这些食物同食引起腹痛、恶心			影响口感

三文鱼

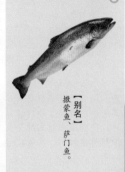

【别名】
撒蒙鱼、萨门鱼。

功效 三文鱼中含有丰富的不饱和脂肪酸，能有效降低血脂和血胆固醇，防治心血管疾病。它所含的 n-3 脂肪酸更是脑部、视网膜及神经系统必不可少的物质，有防治老年痴呆和预防视力减退的功效。三文鱼还能有效地预防糖尿病，促进机体对钙的吸收，有利于生长发育。

【适宜人群】 老年人、心脑血管病患者和脑力劳动者。

【不宜人群】 过敏体质、痛风、高血压患者。

✓ 相宜食物搭配及功效

芥末

除腥、补充营养

柠檬

利于营养吸收

★ 小贴士

三文鱼不需要烹调得特别熟烂，否则营养会荡然无存。只要烧至七八成熟即可，这样既味道鲜美，又可去除腥味。

【注解】 三文鱼是一个统称，三文鱼是英语 Salmon 的音译，其英语词义为"鲑科鱼"，所以准确地说三文鱼是鲑鳟鱼。三文鱼具有很高的营养价值，享有"水中珍品"的美誉。

水果类

水果是指多汁且有甜味的植物果实，不但含有丰富的营养且能够帮助消化。本节介绍了各种水果的基本特性及注意事项，让您避开水果的饮食误区。

苹果

【性味归经】
性凉，味甘，微酸。
归脾、肺经。

功效 苹果具有润肺、健胃、生津、止渴、止泻、消食、顺气、醒酒的功能，而且对于癌症有食疗作用。苹果中含有大量的纤维素，常吃可以使肠道内胆固醇含量减少，缩短排便时间，能够减少直肠癌的发生。

■重点提示

苹果可以生吃，可以任何形式进行烹调。

营养成分	选购	贮存	适宜人群	不宜人群
富含糖类、蛋白质、脂肪、磷、铁、钾、苹果酸、纤维素、B族维生素等。	选购苹果时，应挑选个头适中、果皮光洁、颜色艳丽的。	苹果放在阴凉处可以保持7～10天，如果装入塑料袋放进冰箱里，能保存更长时间。	慢性胃炎、神经性结肠炎、便秘、癌症、贫血患者和维生素C缺乏者。	胃寒病者、糖尿病患者。

☑ 相宜食物搭配及功效			
腌制食品	银耳	香蕉	绿茶
防癌	润肺止咳	防止铅中毒	防癌、抗老化
茶叶	洋葱	枸杞子	鱼肉
与这些食物同食保护心脏		有利于吸收营养	治疗腹泻
芦荟	牛奶		
消食顺气	防癌抗癌、生津除热		

✕ 相克食物搭配及后果		
胡萝卜	白萝卜	海味
破坏维生素 C	导致甲状腺肿	腹痛、恶心、呕吐

梨

【别名】
沙梨、白梨。

【性味归经】
性寒，味甘、微酸。
归肺、胃经。

梨有止咳化痰、清热降火、养血生津、润肺去燥、润五脏、镇静安神等功效。对高血压、心脏病、口渴便秘、头昏目眩、失眠多梦患者，有良好的食疗作用。

▓ 重点提示
为防止农药危害身体，最好将梨洗净削皮食用。

✪ 小贴士
梨既可生食，也可熟食，捣烂饮汁或切片煮粥，煎汤服均可。梨除了鲜食外，还可以制成罐头，果酒等各类加工品。

营养成分	选购	贮存	适宜人群	不宜人群
含有蛋白质、脂肪、糖类、粗纤维、铁、胡萝卜素、维生素B₁、维生素B₂、维生素C以及膳食纤维。	选购以果粒完整无虫害、压伤、坚实为佳。	置于室内阴凉角落处即可。如需冷藏，可装在纸袋中放入冰箱储存2~3天。	咽喉发痒干痛、音哑、急慢性支气管炎、肺结核、高血压、小儿百日咳、鼻咽癌、喉癌、肺癌患者。	脾虚便溏、慢性肠炎、胃寒病、寒痰咳嗽或外感风寒咳嗽以及糖尿病患者及产妇和经期中的女性。

✓ 相宜食物搭配及功效

猪肺	蜂蜜	冰糖	姜汁

清热润肺、助消化　　缓解咳嗽　　润肺解毒　　止咳去痰

梨 + 胖大海 + 冬瓜子 + 蝉蜕 + 冰糖

滋润喉头、补充津液

丁香	核桃	银耳	核桃仁

营养丰富　　清热解毒　　润肺止咳　　治疗百日咳

✗ 相克食物搭配及后果

螃蟹	开水	猪肉

引起腹泻，损伤肠胃　　刺激肠胃，导致腹泻　　伤肾脏

白萝卜	鹅肉	羊肉

易诱发甲状腺肿大　　增加肾的负担　　消化不良

葡萄

【别名】
草龙珠、山葫芦、蒲桃。

【性味归经】
味甘微酸、性平。归肺、脾、肾经。

功效 葡萄具有滋补肝肾、养血益气、强壮筋骨、生津除烦、健脑养神之功效。葡萄中含较多酒石酸，有助消化。葡萄中所含天然聚合苯酚，能与细菌及病毒中的蛋白质化合，使之失去传染疾病能力，对于脊髓灰白质病毒及其他一些病毒有杀灭作用。葡萄中所含白藜芦醇可保护心血管系统。

■ **重点提示**

　　清洗葡萄一定要彻底，先把果粒都摘下来，用清水泡5分钟左右，再逐个清洗。

营养成分	选购	贮存	适宜人群	不宜人群
含有蛋白质、脂肪、碳水化合物、葡萄糖、果糖、蔗糖、维生素B₂、烟酸、维生素C、柠檬酸、苹果酸等。	可部底尝一颗果美都尝，如果粒甜整串会很甜。购买时以摘的一颗果粒尝则会很甜。	葡萄保留时间很短，最好尽快吃完。剩余的可用保鲜袋密封好，放入冰箱内，这样能保存4~5天。	冠心病、脂肪肝、癌症、肾炎、贫血患者、风湿性关节炎、四肢筋骨疼痛患者及儿童、孕妇。	糖尿病、便秘、阴虚内热、津液不足者，肥胖者，脾胃虚寒者，服用人参者。

☑ 相宜食物搭配及功效

薏米

健脾利湿

枸杞

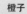

补血

蜂蜜

治感冒

橙子

预防贫血、排毒养颜

山药

补虚养身

粳米

美容养颜

✕ 相克食物搭配及后果

开水

引起腹胀

白萝卜

导致甲状腺肿

虾

海蜇

与这些食物同食刺激胃肠道

发菜

鱼

海参

蟹

与这些食物同食刺激胃肠道

西瓜。

功效 西瓜具有清热解暑、除烦止渴、降压美容、利水消肿等功效。西瓜富含多种维生素，具有平衡血压、调节心脏功能、预防癌症的作用，可以促进新陈代谢，有软化及扩张血管的功能。常吃西瓜还可使头发秀美稠密。

【别名】
寒瓜、夏瓜。

【性味归经】
性寒，味甘。归心、胃、膀胱经。

■ **重点提示**
西瓜做菜的最佳部位是瓜皮。西瓜皮又名翠皮或青衣，削去表层老皮后可切成丝、片、块，采用烧、煮、炒、焖、拌等方法烹调。

营养成分	选购	贮存	适宜人群	不宜人群
含有糖、蛋白质、维生素B₁、维生素B₂、维生素C以及钙、铁、磷等矿物质和有机酸。	瓜皮表面光滑、花纹清晰，用手指弹瓜可听到"嘭嘭"声的是熟瓜。	未切开时可低温保存5天左右，切开后用保鲜膜裹住，可低温保存3天左右的时间。	慢性肾炎、高血压、黄疸肝炎、胆囊炎、膀胱炎、水肿、发热烦渴或急性病高热不退、口干多汗、口疮等症患者。	慢性肠炎、胃炎、十二指肠溃疡等属于虚冷体质的人，糖尿病患者、产妇及经期中的女性。

☑ 相宜食物搭配及功效

大蒜

营养丰富

冬瓜

治疗暑热烦渴、尿浊等症

鸡蛋

滋阴润燥

鳝鱼

补虚损、祛风湿

西瓜 + 绿茶 + 薄荷

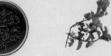

提神醒脑、振作情绪

☒ 相克食物搭配及后果

海虾

呕吐、头晕、恶心、腹痛、腹泻

冰激凌

腹泻

羊肉

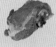

腹胀、腹泻、腹痛

鱼肉

降低锌的吸收

油果子

诱发呕吐

猕猴桃

营养流失

油条

引起呕吐

71

橘子

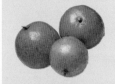

【别名】
福橘、蜜橘、大红袍、黄橘。

【性味归经】
性平，味甘、酸。

功效 橘子具有开胃理气、生津润肺、化痰止咳等功效，可用于脾胃气滞、胸腹胀闷、呃逆少食、胃肠燥热、肺热咳嗽等症。橘子富含维生素C与柠檬酸，具有美容和消除疲劳的作用。

■重点提示

橘子内侧的薄皮富含维生素C和果胶，可以促进通便，降低胆固醇，亦可解决咳嗽痰多、食欲不振的问题。此外，橘皮加糖煎服能治感冒。

营养成分	选购	贮存	适宜人群	不宜人群
含有蛋白质、碳水化合物、胡萝卜素、维生素、葡萄糖、果糖、蔗糖、苹果酸、柠檬酸等。	挑选表面平滑光亮、外表皮薄，果实比较成熟的，果蒂不要有干枯皱褶才是新鲜品。	储存时装在有洞的网袋中，放置通风处即可。如果要长期储存，放进冰箱保鲜，可保存1个月不变质。	老年心血管病、慢性支气管炎、老年气喘患者。	风寒咳嗽多痰、糖尿病、口疮、食欲不振、大便秘结、咳嗽者。

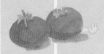

橘子 + 桂圆 + 冰糖

生姜

玉米

治疗痢疾

治疗感冒

有利于吸收维生素

白萝卜

兔肉

牛奶

引发甲状腺肿病

腹泻，损害肠胃

影响蛋白质的消化吸收，妨碍营养吸收

动物肝脏

蟹

发菜

破坏维生素 C

易导致痰凝、腹胀

影响消化

【注解】橘俗作"桔"，果皮较薄，橙色或红色。中国南部地区民众把橘子视为吉利果品，新年时节，人们互赠橘子，表示祝福。橘子不仅富有营养，它的外皮阴干之后，就是常用的中药陈皮，可化湿去痰、解毒止咳，治疗腰痛乳痈等症。

柠檬

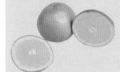

功效 柠檬具有生津祛暑、化痰止咳、健脾消食之功效，可用于暑天烦渴、孕妇食少、胎动不安、高血脂等症。柠檬富含维生素C，对于预防癌症和一般感冒都有帮助，还可用于治疗坏血病，柠檬汁外用是美容洁肤的佳品。

【别名】益母果、柠果、黎檬。

【性味归经】性微温，味甘酸。归肺、胃经。

【适宜人群】口干烦渴、消化不良、胃呆呃逆、维生素C缺乏者及肾结石、高血压、心肌梗死患者，还有孕妇胎动不安时也适宜食用。

【不宜人群】牙痛者、糖尿病人、胃及十二指肠溃疡或胃酸过多患者。

✓ 相宜食物搭配及功效			✗ 相克食物搭配及后果	
马蹄	鸡肉	盐	牛奶	山楂
生津解渴	促进食欲	治疗伤寒	影响蛋白质的吸收	影响肠胃消化功能
香菇	蜂蜜	芍药	胡萝卜	橘子
治风破血	清热解毒	缓解压力	破坏维生素C	易导致消化道溃疡

74

草莓

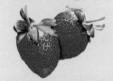

功效 草莓具有生津润肺、养血润燥、健脾、解酒的功效，可以用于干咳无痰、烦热干渴、积食腹胀、小便浊痛、醉酒等。草莓中还含有一种胺类物质，对白血病、再生障碍性贫血等血液病也有辅助治疗作用。

【别名】洋莓果、鸡冠果、蚕莓、红莓、蛇莓、龙吐珠、狮子尾。

【性味归经】性凉，味酸甘。归肺、脾经。

【适宜人群】风热咳嗽、咽喉肿痛、声音嘶哑、夏季烦热口干、腹泻如水者及鼻咽癌、肺癌、扁桃体癌、喉癌、坏血病、动脉硬化、冠心病、脑溢血患者。

【不宜人群】脾胃虚弱、肺寒腹泻者及孕妇。

✓ 相宜食物搭配及功效			✕ 相克食物搭配及后果	
牛奶	红糖	麻油	牛肝	黄瓜
有利于吸收维生素 B_{12}	利咽润肺	通肠润肺	与这些食物同食破坏维生素 C	
蜂蜜	山楂	冰糖	樱桃	
补虚养血	消食减肥	解渴除烦	容易上火	

菠萝

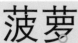

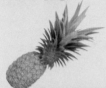

【别名】
凤梨、番梨、露兜子。

【性味归经】
性平，味甘、微涩。
归脾、胃经。

功效 菠萝具有清暑解渴、消食止泻、补脾胃、固元气、益气血、消食、祛湿等功效。菠萝含有丰富的菠萝朊酶，能分解蛋白质，帮助消化，尤其是过食肉类及油腻食物之后，吃些菠萝更为适宜。

【适宜人群】肾炎、高血压病患、伤暑、身热烦渴、肾炎、高血压、支气管炎、消化不良者。

【不宜人群】过敏体质的人、溃疡病、肾脏病、凝血功能障碍者、发热及患有湿疹、疥疮者。

☑ 相宜食物搭配及功效

茅根	鸡肉	猪肉
治疗肾炎	补虚填精、温中益气	促进蛋白质吸收

✗ 相克食物搭配及后果

牛奶	鸡蛋	白萝卜	冰糖
与这些食物同食影响消化吸收		破坏维生素C	生津止渴

榴莲

【别名】 韶子。

【性味归经】 性热，味辛、甘。归肝、肾、肺经。

功效 榴莲果实中碳水化合物、糖、蛋白质、脂肪、膳食纤维、B族维生素等营养物质相当丰富，铁、钾、钙等无机元素的含量也是相当高的。榴莲还含有人体所需的多种微量元素。榴莲含有丰富的蛋白质和脂类，对机体有很好的补养作用，是良好的果品类营养来源。

【适宜人群】 体质偏寒者、病后及产妇。

【不宜人群】 糖尿病患者、有痔疮的人、肾病及心脏病患者、湿热体质的人。

✓ 相宜食物搭配及功效

鸡汤	山竹	鸡肉
滋补畏寒	减轻火热	祛胃寒、补血益气、滋润养阴

✗ 相克食物搭配及后果

酒
湿热加重、引起上火症状

【注解】 榴莲是著名的优质佳果。成熟果肉淡黄，黏性多汁，酥软味甜，吃起来具有陈乳酪和洋葱味，初尝似有异味，续食清凉甜蜜，回味甚佳，故有"流连（榴莲）忘返"的美誉。榴莲成熟后自己落下，通常都是在深夜或清晨掉落。榴莲在水果中还有"一个榴莲抵得上10只老母鸡"之说。

杧果

【别名】
檬果、望果、美行、忙果、庵罗果。

【性味归经】
性平，味甘。

功效 杧果有生津止渴、益胃止呕、利尿止晕的功效。杧果能降低胆固醇，常食有利于防治心血管疾病，有益于视力，能润泽皮肤。杧果有明显的抗氧化和保护脑神经元的作用，能延缓细胞衰老、提高脑功能。

【适宜人群】 慢性咽喉炎、音哑者、眩晕症、梅尼尔综合征、高血压晕眩者及孕妇胸闷作呕时。

【不宜人群】 皮肤病或肿瘤患者、糖尿病、肠胃虚弱、消化不良、感冒以及风湿病患者。

✔ 相宜食物搭配及功效			✘ 相克食物搭配及后果	
蜂蜜	**白糖**	**木瓜**	**大葱**	**大蒜**
			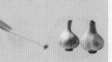	
防治晕车、晕船、呕吐	生津解渴	美肤养颜	与这些食物同食易致黄疸	
猪肉	**鸡肉**	**牛奶**	**竹笋**	
治疗鼻出血	强脾胃、生津液	营养丰富	降低营养价值	

桃子

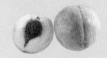

【别名】
佛桃、水蜜桃。

【性味归经】
性温，味甘、酸。归肝、大肠经。

功效 桃子具有补心、解渴、充饥、生津之功效，含较多的有机酸和纤维素，能促进消化液的分泌，增加胃肠蠕动，增加食欲，有助于消化。

【适宜人群】低血糖、低血钾和缺铁性贫血者，肺病、肝病、水肿患者，消化能力弱者。

【不宜人群】内热生疮、毛囊炎、痈疖和面部痤疮、糖尿病患者。

☑ 相宜食物搭配及功效

牛奶	莴笋
易滋养皮肤	营养丰富

★ 小贴士

桃子如果要长时间冷藏的话，要先用纸将桃子一个个地包好，再放入箱子中，避免桃子直接接触冷气。

✕ 相克食物搭配及后果

甲鱼	白酒	蟹	白萝卜
心痛	导致头晕、呕吐、心跳加快	影响蛋白质的吸收	破坏维生素 C

柿子

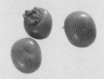

【别名】
大盖柿、红柿。

【性味归经】
性寒、味甘、涩。归心、肺、脾经。

功效

柿子有涩肠、润肺、止血、和胃的功效，可以医治小儿痢疾，有益心脏健康，还有预防心脏血管硬化的功效。青柿汁可治高血压。柿子中含碘丰富，对预防缺碘引起的地方性甲状腺肿大有帮助。

■ **重点提示**

吃柿子时，切忌空腹食用，以免形成结石。另外，柿子还不能与海鲜同食，食用后会出现呕吐、腹胀与腹泻等食物中毒现象。

营养成分	选购	贮存	适宜人群	不宜人群
富含糖、碳水化合物、鞣酸、柿胶粉、蛋白质、脂肪、维生素C、胡萝卜素及钙、磷、铁、钾、铜、钙、碘等。	要选择果皮光滑、没有黑斑、果实完整、颜色红润的柿子。	柿子不容易保存，建议现买现食。	高血压患者、痔疮出血、大便秘结者、饮酒过量或长期饮酒者。	慢性胃炎、消化不良等胃功能低下者、外感风寒咳嗽患者、体弱多病者、产妇、月经期间女性、糖尿病患者。

☑ 相宜食物搭配及功效

蜂蜜

治甲状腺肿大

菜子油

治疗冻疮

黑豆

治疗尿血

黄豆

缓解更年期综合征

猪肉

滋补身体

黑木耳

滋阴凉血、润肠通便

✕ 相克食物搭配及后果

章鱼

与这些食物同食损肠胃、腹泻

梨

白萝卜

降低营养价值

海带

与这些食物同食影响消化吸收、导致肠胃不适

紫菜

酸菜

导致胃石症

× 相克食物搭配及后果

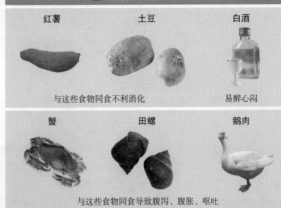

红薯　　　　　土豆　　　　　白酒

与这些食物同食不利消化　　　易醉心闷

蟹　　　　　田螺　　　　　鹅肉

与这些食物同食导致腹泻、腹胀、呕吐

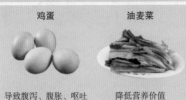

鸡蛋　　　　　油麦菜

导致腹泻、腹胀、呕吐　　　降低营养价值

【注解】最好不要空腹吃柿子。因为柿子含有较多的鞣酸及果胶，在空腹情况下食用它们会在胃酸的作用下形成大小不等的硬块，容易滞留得肾结石。

杏

【别名】

杏子。

【性味归经】

性微温，味酸、甘。

功效 杏有生津止渴、润肺定喘的功效，可用于治疗热伤津、口渴咽干、肺燥喘咳等。鲜食杏肉可促进胃肠蠕动，开胃生津。杏仁是一味常用于止咳平喘的中药。苦杏仁经酶水解后产生氢氰酸，对呼吸中枢有镇静作用，可止咳喘。

▉重点提示

　　未成熟的杏不可生吃。杏虽好吃，但不可食之过多。杏的酸液能腐蚀牙齿，因此食用后应立即漱口或刷牙。

营养成分	选购	贮存	适宜人群	不宜人群
含糖、蛋白质、钙、磷、胡萝卜素、维生素B₁、维生素B₂、维生素C、维生素P等。	不同品种的杏以果个大、色泽美、味甜汁多、纤维核小、有香味、无病虫害者为佳。	使用密封容器储存，时间因成熟度而异，建议在食用前1小时取出冰箱，以常温下散发出原有的香味。	干咳无痰、肺虚久咳、便秘、因伤风感冒引起的多痰、咳嗽气喘、大便燥结者。	产妇、幼儿、糖尿病患者。

✅ 相宜食物搭配及功效

| 猪肺 | 红枣 | 豆类 | 蛋黄 |

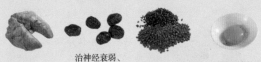

| 润肺、止咳、化痰 | 治神经衰弱、头晕等症 | 与这些食物同食促进 B 族维生素的吸收 | |

花菜　　　　杏＋生姜＋白萝卜

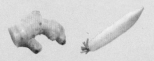

促进机体对
叶酸的吸收　　　　　　止咳

❌ 相克食物搭配及后果

| 板栗 | 猪肉 | 李子 | 猪肝 | 小米 |

引起胃痛　引起腹痛　伤脾胃　引起腹胀　引起呕泻

胡萝卜　　牛奶　　鱼肉　　黄瓜

破坏胡萝卜素　　与这些食物同食影响
蛋白质的消化和吸收　　破坏维生素 C

84

柑

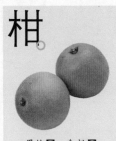

功效 柑以富含维生素C而著称，其所含维生素P能增强维生素C的作用，强化末梢血管组织。柑中的橙皮苷等也有降低毛细血管脆性的作用。

【别名】柑果、金实、柑木、奴瑞、金奴、蕉柑。

【性味归经】性凉，味甘、酸。归脾、胃、膀胱经。

【适宜人群】肠胃热、口干烦渴、醉酒、水肿者。

【不宜人群】胃、肠、肾、肺功能虚寒，久病痰寒者及老人。

✓ 相宜食物搭配及功效

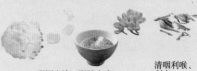

柑 + 银耳 + 冰糖 + 淀粉 + 桂花　　冬瓜皮

醒酒生津、润肺止咳　　　清咽利喉、利水

金橘　　蒜　　生姜　柑 + 桂圆 + 冰糖

与这些食物同食
行气、散结止痛　　治感冒　治疗痢疾

✕ 相克食物搭配及后果

动物肝脏

破坏维生素C

螃蟹

造成痰凝气滞

85

干果类

干果通常指有硬壳而水分少的一种果实，也指晒干后的水果。本节中介绍了常见干果食品的饮食宜忌，包括各种干果功效的介绍、选购、烹饪、贮藏、相宜食物搭配及功效、相克食物搭配及后果。

莲子

【别名】
莲肉、白莲子、建莲子、湘莲子、石莲肉。

【性味归经】
鲜者性平，味甘、涩；干者性温，味甘、涩。归脾、肾、心经。

功效 莲子有补脾止泻、益肾涩精、养心安神的功用；还有促进凝血，使某些酶活化，维持神经传导性，维持肌肉的伸缩性和心跳的节律等作用；且能帮助机体进行蛋白质、脂肪、糖类代谢，并维持酸碱平衡。

■ 烹饪提示

莲子一定要先用热水泡一阵再烹调，否则硬硬的不好吃，还会延长烹调时间。火锅内加入莲子，有助于均衡营养。

营养成分	选购	贮存	适宜人群	不宜人群
富含蛋白质、脂肪、淀粉等。	挑选莲子以饱满圆润、粒大洁白、芳香味甜、无霉变虫蛀的为佳。	应保存在干爽处。若莲子受潮生虫，应立即晒干，热气散尽凉透后再收藏。	慢性腹泻、癌症、失眠、多梦、遗精、心慌者。	便秘、消化不良、腹胀者。

红薯	猪肚	鸭肉	银耳

通便、美容	补气血	补肾健脾、滋补养阴	滋补健身

南瓜	百合	红枣	枸杞

降脂降压、通便	清心安神	促进血液循环、增进食欲	乌发明目、轻身延年

木瓜	金银花	桂圆

食疗作用增强	治腹泻、痢疾	补中益气、养心安神

✗ 相克食物搭配及后果	★ 小贴士

蟹	龟

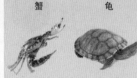

与这些食物同食产生不良反应

　　莲子是睡莲种植物莲的果实。有很好的滋补作用，常被用作制冰糖莲子汤、银耳莲子羹和八宝粥，经常服食对身体有益。

核桃

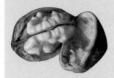

【别名】
胡桃。英国胡桃、波斯胡桃。

【性味归经】
性温，味甘。归肺、肾经。

功效 核桃仁具有滋补肝肾、强健筋骨之功效。核桃油中油酸、亚油酸等不饱和脂肪酸高于橄榄油，饱和脂肪酸含量极微，是预防动脉硬化、冠心病的优质食用油。核桃能润肌肤、乌须发，并有润肺强肾、降低血脂的功效，长期食用还对癌症具有一定的预防效果。

烹饪提示

先把核桃放在蒸屉内蒸上3~5分钟，取出即放入冷水中浸泡3分钟，捞出来用锤子在核桃四周轻轻敲打，破壳后就能取出完整核桃仁。

营养成分	选购	贮存	适宜人群	不宜人群
富含蛋白质、脂肪、膳食纤维、钾、钠、钙、铁、磷等矿物质元素。	应选个大、外形圆整、干燥、壳薄、色泽白净、表面光洁、壳纹浅而少者。	带壳核桃风干后较易保存，核桃仁要用有盖的容器密封装好，放在阴凉、干燥处存放，避免潮湿。	健忘怠倦、食欲不振、腰膝酸软、气管炎、便秘、神经系统发育不良、神经衰弱、心脑血管疾病患者。	肺脓肿、慢性肠炎患者。

鳝鱼

降低血糖

红枣

美容养颜

薏米

补肺、补脾、补肾

黑芝麻

补肝益肾、乌发润肤

核桃 + 牛奶 + 白糖

补脾肾、润燥益肺

鹅肠菜

治子宫内膜炎、宫颈炎等症

芹菜

补肝肾、补脾胃

百合

润肺益肾、止咳平喘

梨

治百日咳

白酒

与这些食物同食导致血热

野鸡肉

引发腹痛、腹胀、消化不良

黄豆

野鸭

不利于营养的吸收

茯苓

削弱茯苓的药效

甲鱼

导致中毒或身体不适

白果

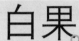

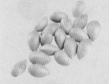

【别名】
鸭脚子、银杏果。

【性味归经】
性平，味甘、苦涩。

功效 白果中含有白果酸、白果酚，有抑菌、杀菌的作用，可治疗呼吸道感染性疾病，具有敛肺气、定喘咳的功效。白果有收缩膀胱括约肌的作用，还可以辅助治疗心脑血管疾病。

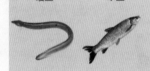

【适宜人群】支气管哮喘、慢性气管炎、肺结核患者。

【不宜人群】呕吐者及儿童。

✕ 相克食物搭配及后果

鳗鱼　　　　草鱼

与这些食物同食引起身体不适

★ 小贴士

白果不宜生食和多食。因含有氢氰酸，过量食用可出现呕吐、呼吸困难等中毒病症，严重时可中毒致死。

【注解】白果是银杏科，银杏属植物银杏的果实。于每年秋末冬初采摘，置于通风处吹干保存。白果果仁富含淀粉、粗蛋白、脂肪、蔗糖、矿物元素、粗纤维，并含有银杏酚和银杏酸，有一定毒性。

板栗

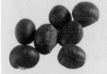

功效 板栗具有养胃健脾、补肾强腰之功效，可防治高血压病、冠心病、动脉硬化、骨质疏松等疾病，是抗衰老、延年益寿的滋补佳品。常吃板栗，还可有效治疗日久难愈的小儿口舌生疮和成人口腔溃疡。

【别名】
毛栗、瑰栗、凤栗、栗子。

【性味归经】
性温，味甘、平。归脾、胃、肾经。

【适宜人群】气管炎咳喘、肾虚、尿频、腰酸、腿脚无力者。

【不宜人群】便秘者、产妇、儿童。

✓ 相宜食物搭配及功效		✗ 相克食物搭配及后果	
鸡肉	红枣	牛肉	羊肉
补肾虚、益脾胃	补肾虚、治腰痛	降低营养价值	不易消化、呕吐
白菜		鸭肉	杏仁

健脑益肾		引起中毒	引起胃痛

开心果

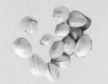

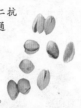

功效 开心果果仁抗衰老、润肠通便，能增强体质，有利于机体排毒，被古代波斯国的国王视为"仙果"。

【别名】 无名子、阿月浑子。

【性味归经】 性平，味甘。归脾、胃二经。

【适宜人群】神经衰弱、贫血、浮肿、营养不良、慢性泻痢患者。

【不宜人群】高血脂、糖尿病患者及肥胖者。

✓ 相宜食物搭配及功效

开心果＋蔬菜＋豆类	红椒	鸡肉
消耗脂肪	促进食欲	养神抗衰、润肠排毒

✗ 相克食物搭配及后果

黄瓜

导致腹泻

【注解】开心果主要产于叙利亚、伊拉克、伊朗、俄罗斯西南部和南欧，中国仅在新疆等边远地区有栽培。开心果富含维生素E、油脂等，而且含蛋白质、糖分等。

松子

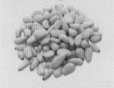

功效 松子有强阳补骨、和血美肤、润肺止咳、滑肠通便等功效，可用于风痹、头眩、燥咳、吐血、便秘等症的治疗。松子对大脑和神经大有补益作用，是学生和脑力劳动者的健脑佳品，可以预防老年痴呆症；松子含有油脂，可滋养肌肤、提高机体免疫功能、延缓衰老、消除皮肤皱纹、增强性功能等。

【别名】松子仁、海松子、红松果、罗松子。

【性味归经】性平，味甘。归肝、肺、大肠经。

【适宜人群】心脑血管疾病患者。

【不宜人群】腹泻患者。

✓ 相宜食物搭配及功效

鸡肉	兔肉	核桃	红枣
预防心脏病、脑中风、心肌梗塞	美容养颜、益智醒脑	防治便秘	养颜益寿

松子＋大米＋蜂蜜	桂圆
治肺燥咳嗽、大便干结	养胃滋补

✗ 相克食物搭配及后果

羊肉
引起腹胀、胸闷

蜂蜜
腹痛腹泻

蛋奶类

常见的蛋类有鸡蛋、鸭蛋、鹅蛋等，各种禽蛋的营养成分大致相同；奶类食物营养丰富，容易消化吸收，食用价值很高。本节就蛋奶类饮食宜忌做大致概述。

鸭蛋

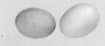

【别名】
鸭卵。

【性味归经】
性微寒，味甘、咸。

功效 鸭蛋具有滋阴清肺、止痢之功效，对喉痛、牙痛、热咳、胸闷、赤白痢等症有食疗作用。对水肿胀满等有一定的食疗功效，外用还可缓解疮毒。

【适宜人群】 肺热咳嗽、咽喉痛、泻痢等症者。

【不宜人群】 寒湿下痢、脾阳不足、食后气滞痞闷以及患有癌症、高脂血症、高血压病、动脉硬化、脂肪肝等病症者，肾炎病人，生病期间的人。

✓ 相宜食物搭配及功效	
百合	**马齿苋**
滋阴润肺	有利于肠胃消化
银耳	**黑木耳**
治疗咽喉干燥等症状	提神健脑

✗ 相克食物搭配及后果	
李子	**桑葚**
引起中毒	引起肠胃不适
甲鱼	
伤人阳气	

鸡蛋

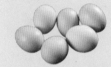

功效 鸡蛋清性微寒而气清，能益精补气、润肺利咽、清热解毒，还具有护肤美肤的作用，有助于延缓衰老；蛋黄性温而气浑，能滋阴润燥、养血息风。

【别名】
鸡卵、鸡子。

【性味归经】
性平，味甘。

■烹饪提示
做炒鸡蛋时，将鸡蛋顺一个方向搅打，并加入少量水，可使鸡蛋更加鲜嫩。

营养成分	选购	贮存	适宜人群	不宜人群
富含大量水分、蛋白质；蛋黄中富含脂肪，其中约10%为磷脂，而磷脂中又以卵磷脂为主。	用拇指、食指和中指捏住鸡蛋摇晃，好的蛋没有声音。	在20℃左右时，鸡蛋大概能放一周，如果放在冰箱里保存，最多保鲜半个月。	体质虚弱、营养不良、贫血、女性产后病后以及老年高血压、高血脂、冠心病等病症者。	肝炎、高热、腹泻、胆石症、皮肤生疮化脓等病症者，肾病患者。

苦瓜

有利于骨骼、牙齿
及血管的健康

醋

降低血脂

干贝

增强人体免疫

百合

清热解毒、养心安神

羊肉

延缓衰老

韭菜

保肝护肾

菠菜

养心润肺、安神

西红柿

预防心血管疾病

紫菜

有利于营养的吸收

大豆

降低血脂

糯米酒

容易消化吸收

豆腐

有利于钙的吸收

✕ 相克食物搭配及后果

豆浆	葱	大蒜
降低营养价值	引起腹泻	降低营养价值

红薯	味精	兔肉
容易造成腹痛	对人体有害	导致腹泻

甲鱼	茶
对身体不利	不利于肠胃消化

【注解】鸡蛋是母鸡的卵，营养丰富。蛋清中富含大量水分、蛋白质；蛋黄中富含脂肪，其中约10％为磷脂，而磷脂中又以卵磷脂为主，另外还含胆固醇、钙、磷、铁、无机盐和维生素 A、维生素 D 和维生素 B₂ 等。

咸鸭蛋

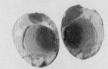

【适宜人群】骨质疏松的中老年人。

【不宜人群】孕妇、脾阳不足、寒湿下痢者、高血压、糖尿病患者、心血管病、肝肾疾病患者。

【别名】
腌蛋、味蛋、盐蛋、青果。

【性味归经】
性凉，味甘。归心、肺、脾经。

✓ 相宜食物搭配及功效		✗ 相克食物搭配及后果	
黑木耳	银耳	桑葚	甲鱼
与这些食物同食滋肾补脑		引起胃痛	引起身体不适

【注解】咸鸭蛋是经过腌制的鸭蛋。品质优良的咸鸭蛋具有"鲜、细、松、沙、油、香"六大特点，煮后切开断面，黄白分明，蛋白质地细嫩，蛋黄细沙，呈橙黄或朱红色起油，周围有露状油珠，中间无硬心，味道鲜美。咸鸭蛋富含脂肪、蛋白质以及人体所需的各种氨基酸和钙、磷、铁等各种矿物质。而且，咸鸭蛋中含钙量很高，约为鲜鸡蛋的 10 倍。

牛奶

【别名】

牛乳。

【性味归经】

性平，味甘。归心、肺、肾、胃经。

功效 牛奶具有补肺养胃、生津润肠之功效；喝牛奶能促进睡眠安稳，泡牛奶浴可以治失眠；牛奶中的碘、锌和卵磷脂能大大提高大脑的工作效率；牛奶中的镁元素会促进心脏和神经系统的耐疲劳性；牛奶能润泽肌肤，经常饮用可使皮肤白暂光滑，增加弹性。

■烹饪提示

袋装牛奶不要加热饮用。如果高温加热反而会破坏牛奶中的营养成分，牛奶中添加的维生素也会遭到破坏。

营养成分	选购	贮存	适宜人群	不宜人群
富含蛋白质、脂肪、碳水化合物、维生素A、乳糖、卵磷脂、胆留醇、色素等。	新鲜优质奶应有鲜美的乳香味，以乳白色、无杂质、质地均匀为宜。	牛奶买回后应尽快放入冰箱冷藏，以低于7℃为宜。	消化道溃疡、病后体虚、黄疸、大便秘结、气血不足、阴虚便秘患者。	胃切除及胆囊炎、胰腺炎、肝硬化、肾衰竭、泌尿系统结石、缺铁性贫血患者。

木瓜

美白护肤、通便

火龙果

解毒功效

草莓

养心安神

杧果

延缓衰老

鸡蛋

增强免疫力

× 相克食物搭配及后果

韭菜

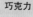

影响人体对
钙的吸收

巧克力

发生腹泻、
头发干枯

柑橘

发生腹泻、腹胀

菠萝

引起腹泻

红糖

加速动脉粥样硬化

豆浆

影响营养成
分的吸收

食醋

不易被人体吸收

米汤

导致发育缓
慢、体弱多病

100

酸奶

【别名】
酸牛奶。

【性味归经】
性平，味酸、甘。

功效 酸奶具有生津止渴、补虚开胃、润肠通便、降血脂、抗癌等功效，能调节机体内微生物的平衡；经常喝酸奶可以防治癌症和贫血，并可改善牛皮癣和缓解儿童营养不良；老人每天喝酸奶可矫正由于偏食引起的营养缺乏。

【适宜人群】 身体虚弱、气血不足、肠燥便秘以及患有高胆固醇血症、消化道癌症等病症者。

【不宜人群】 泌尿系结石、小儿痢疾、重症肝炎及肝性脑病、急性肾炎及肾衰竭、糖尿病酮症酸中毒患者。

✓ 相宜食物搭配及功效

桃子	猕猴桃	苹果	草莓
增加营养价值	促进肠道健康	开胃消食	增加营养价值

✗ 相克食物搭配及后果

香蕉	香肠	花菜	大豆	菠菜	苋菜
产生致癌物质	引发癌症	与这些食物同食破坏酸奶的钙质

粮豆类

粮豆类食物包括了杂粮和豆类。本节详细介绍了各种杂粮和豆类食物的营养成分、功效、选购、烹调、相宜食物搭配及功效、相克食物搭配及后果等重要知识。

大米

【性味归经】

味甘，性平。

功效　大米有补中益气、健脾养胃、通血脉、聪耳明目、止烦、止渴、止泻的功效。大米中富含的维生素 E 有消融胆固醇的神奇功效。大米含有优质蛋白，可使血管保持柔软，能降血压。

▓烹饪提示

大米淘洗好，先往锅中滴入几滴植物油再煮，这样米饭不会粘锅。

营养成分	选购	贮存	★ 小贴士
含有蛋白质、糖类、钙、铁、葡萄糖、麦芽糖、维生素 B_1、维生素 B_2 等。	优质大米富有光泽，干燥无虫，无沙粒，米灰、碎米极少，闻之有股清香味，无霉味。	要把存米的容器清扫干净，以防止生虫。若发现米生虫，将米放阴凉处晾干。	熬米粥时一定不要加碱，碱会破坏大米中最为宝贵的营养素；喝粥忌温度过高或过低：米粥过烫，会伤害黏膜；米粥过凉，会影响滋补效果。

☑ 相宜食物搭配及功效

杏仁	绿豆	红豆

治疗痔疮、便血　　清热解暑、利尿消肿　　有利于营养的吸收

乌鸡	桑葚	大米 + 瘦肉 + 香芋

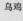

养阴、祛热、补中　　补肝益肾、消除疲劳　　祛痰散结、消肿止痛

菠菜	马齿苋	白萝卜

养血润燥　　　　　清热止痢　　　止咳化痰、消食利膈

胡萝卜	莲藕	松子

改善肠胃功能　　健脾益血、开胃止泻　　治肺燥咳嗽、大便干结

103

☑ 相宜食物搭配及功效

甜椒	豇豆	鱼
美容	健脾补胃	预防慢性病

芦笋	小米	土豆
促进生长	补脾胃	提高氨基酸的利用率

芋头	红薯	黑米
促进营养的吸收	延年益寿	开胃益中、明目活血

☒ 相克食物搭配及后果

牛奶	蜂蜜	蔬菜
破坏维生素 A	引起胃痛	降低维生素 B_1 的消化吸收

粳米

【别名】
大米、硬米。

【性味归经】
性平，味甘。归脾、胃经。

功效 粳米具有养阴生津、除烦止渴、健脾胃、补中气、固肠止泻的功效，而且用粳米煮米粥时，浮在锅面上的浓稠液体俗称米汤、粥油，具有补虚的功效，对于病后产后体弱的人有良好食疗效果。

【适宜人群】 产妇，老年人体虚、高热、久病初愈、婴幼儿消化力减弱、脾胃虚弱、烦渴、营养不良、病后体弱等病症患者。

【不宜人群】 糖尿病、干燥综合征、更年期综合征属阴虚火旺和痈肿疔疮热毒炽盛者。

☑ 相宜食物搭配及功效

芹菜	牛奶	油菜
祛伏热、利小便	补虚损、润五脏	健脾补虚、清热消炎

菟丝子	松子仁
补虚损、益脾胃、安胎	健脾养胃、益肝肾、降血压

小米

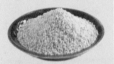

【别名】

粟米、谷子、黏米。

【性味归经】

性凉，味甘、咸，陈者性寒，味苦。归脾、肾经。

功效 小米有健脾、和胃、安眠等功效。小米含蛋白质、脂肪、铁和维生素等，消化吸收率高，是幼儿的营养食品。小米中富含人体必需的氨基酸，是体弱多病者的滋补保健佳品。小米含有大量的碳水化合物，对缓解精神压力、紧张、乏力等有很大的作用。

▓ 烹饪提示

小米煮粥营养十分丰富，有"代参汤"之美称。小米宜与动物性食品或豆类搭配，可以提供人体更为完善、全面的营养。

营养成分	选购	贮存	适宜人群	不宜人群
含有淀粉、蛋白质、脂肪、钙、磷、铁、维生素B₁、维生素B₂及胡萝卜素等。	购买小米正和超市的宜买米粒颜色大小均匀，无虫，无杂质的小米。	贮存于低温干燥避光处。	脾胃虚弱、反胃呕吐、体虚胃弱、精血受损、食欲缺乏等患者，病人、孕妇。	气滞、素体虚寒、小便清长者少食。

✓ 相宜食物搭配及功效

鸡蛋

提高蛋白质的吸收

黄豆

健脾和胃、益气宽中

洋葱

生津止渴、降脂降糖

葛粉

治胃热烦渴

苦瓜

清热解暑

桂圆

补血养心

红枣

开胃养颜

绿豆

营养成分互补

红糖

补虚、补血

肉类

营养互补

✕ 相克食物搭配及后果

杏仁

会使人呕吐

★ 小贴士

忌购买严重变质或劣质小米。严重变质的小米，手捻易成粉状，易碎，碎米多，微有异味或有霉变气味、酸臭味、腐败味等不正常的气味。次质、劣质小米尝起来无味，或微有苦味、涩味及其他不良滋味。

高粱

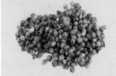

【别名】
蜀秫、芦粟、木稷。

【性味归经】
性温，味甘、涩。归脾、胃经。

功效 高粱具有凉血、解毒、和胃、健脾、止泻的功效，可用来防治消化不良、积食、湿热下痢和小便不利等多种疾病。尤其适宜加葱、盐、羊肉汤等煮粥食用，对于阳虚盗汗有很好食疗效果。

【适宜人群】慢性腹泻患者。

【不宜人群】大便燥结者。

☑ 相宜食物搭配及功效

冰糖	桑螵蛸
健脾益胃、生津止渴	和胃健脾、益气消积

★ 小贴士

除煮粥食用外，高粱可制淀粉、制糖、酿酒、做醋和制酒精等。

【注解】高粱为禾本科草本植物蜀黍的种子。它的叶和玉米相似，但较窄，花序圆锥形，花长在茎的顶端，子实红褐色。在中国，高粱是酿酒的重要原料，茅台、泸州特曲、竹叶青等名酒都是以高粱子粒为主要原料酿造的。而且，高粱自古就有"五谷之精、百谷之长"的盛誉。高粱米含有碳水化合物、钙、蛋白质、脂肪、磷、铁等，尤其是赖氨酸含量高，而鞣酸含量较低。

大麦

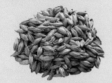

功效 大麦有和胃、宽肠、利水的功效。对食滞泄泻、小便淋痛、水肿、汤火伤等病症有食疗作用。

【别名】 牟麦、饭麦、赤脾麦、保麦。

【性味归经】 性凉，味甘。归脾、胃经。

【适宜人群】 胃气虚弱、消化不良、肝病、食欲缺乏、伤食后胃满腹胀者。

✓ 相宜食物搭配及功效			✗ 相克食物搭配及后果
姜汁	红糖	羊肉	牛奶
利小便、解毒	治疗腹泻	暖脾胃、祛腹胀	生成有害物质
南瓜	豌豆	红枣	
补虚养身	降低血糖	促进营养吸收	

小麦

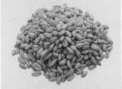

功效 小麦具有养心神、敛虚汗、生津止汗、养心益肾、镇静益气、健脾厚肠、除热止渴的功效，对于体虚多汗、舌燥口干、心烦失眠等病症患者有一定辅助疗效。

【别名】
麦子。

【性味归经】
性凉，味甘。归心经。

■ **烹饪提示**

小麦不要碾磨得太精细，否则谷粒表层所含的维生素、矿物质等营养素和膳食纤维大部分流失到糠麸之中。

营养成分	选购	贮存	适宜人群	不宜人群
含糖类、粗纤维、蛋白质、脂肪、钙、磷、铁、维生素及烟酸。	应选择干霉无虫变蛀、无发芽的优质小麦，小麦的子粒要饱满、圆润。	小麦宜低温储藏。也可通过日晒降低小麦含水量，在入暴仓过程中可以高温杀虫制菌的效果。	心血不足、心悸不安、多呵欠、失眠多梦、喜悲伤欲哭以及脚气病、末梢神经炎、体虚、自汗、盗汗、多汗等症患者。	慢性肝病、糖尿病等病症者。

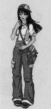

豌豆	荞麦	小麦 + 糯米 + 青枣

预防结肠癌	营养更全面	治疗腹泻

通草	红枣	鹌鹑蛋	粳米

治五淋、身热腹痛	养心健脾	治疗神经衰弱	养心神、补脾胃

山药	动物性食品	豆制品	小麦 + 葱白 + 白酒

治小儿脾胃虚弱	与这些食物同食营养互补	治疗胃痛

食用碱	蜂蜜

破坏维生素	引起身体不适

小麦的种子经过加工，磨制成面粉后可以食用。小麦分为普通小麦、密穗小麦、硬粒小麦、东方小麦等品种。

111

薏米

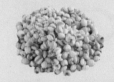

【别名】

六谷米、药玉米、薏苡仁、菩提珠。

【性味归经】

性凉，味甘、淡。

功效 薏米具有利水渗湿、抗癌、解热、镇静、镇痛、抑制骨骼肌收缩、健脾止泻、除痹、排脓等功效，还可美容健肤，对于治疗扁平疣等病症有一定食疗功效。薏米有增强人体免疫功能、抗菌抗癌的作用。可入药，用来治疗水肿、脚气、脾虚泄泻，也可用于肺痈、肠痈等病的治疗。

■ 烹饪提示

薏米煮粥前用清水浸泡半个小时，然后小火慢煮。

营养成分	选购	贮存	适宜人群	不宜人群
含有蛋白质、脂肪、碳水化合物、维生素B₁、薏米酯、薏米油、三萜化合物和各类氨基酸。	选购薏米时，以薏米粒大、饱满、色白、完整者为佳品。	贮藏前要筛除薏米中的粉粒、碎屑，以防止生虫或生霉。	泄泻、湿痹、水肿、肠痛、肺痛、淋浊、慢性肠炎、阑尾炎、风湿性关节痛、尿路感染、白带过多、癌症患者。	便秘、尿多者及怀孕早期的妇女。

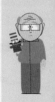

✓ 相宜食物搭配及功效

粳米	白糖	枇杷	山楂	青枣
补脾除湿	治疗粉刺	清肺散热	健美减肥	治疗腹泻

香菇	腐竹	胡萝卜	银耳	羊肉
防癌抗癌	降低胆固醇	美容	治脾胃虚弱、肺胃阴虚	健脾补肾、益气补虚

薏米＋百合＋红枣＋蜂蜜	山药 柿饼	菱角 半枝莲
		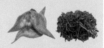
消暑解渴	与这些食物同食 润肺益脾	与这些食物同食 抑制肿瘤

✗ 相克食物搭配及后果

杏仁	红豆
引起呕吐、泄泻	引起呕吐、泄泻

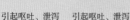

★ 小贴士

少量薏米可密封于缸内或坛中。对已发霉的可用清水洗、蒸后再晒干。

113

绿豆。

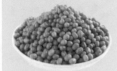

【别名】
青小豆。

【性味归经】
性凉，味甘。归心、胃经。

功效 绿豆具有降压、降脂、滋补强壮、调和五脏、保肝、清热解毒、消暑止渴、利水消肿的功效。常服绿豆汤对接触有毒、有害化学物质而可能中毒者有一定的防治效果。绿豆还能够防止脱发、使骨骼和牙齿坚硬、帮助血液凝固。

■ 烹饪提示

绿豆煮前浸泡，可缩短煮熟的时间。

营养成分	选购	贮存	适宜人群	不宜人群
富含蛋白质、脂肪、碳水化合物及蛋氨酸、色氨酸、赖氨酸等球蛋白类和磷脂酰等。	辨别绿豆时，一观其色，如是褐色，说明其品质已经变了；二观其形，如表面白点多，说明已被虫蛀。	将绿豆在阳光下暴晒5小时，然后趁热密封保存。	有疮疖痈肿、丹毒等热毒所致的皮肤感染及高血压病、水肿、红眼病等病症患者。	脾胃虚寒、肾气不足、易泻者，体质虚弱和正在吃中药者。

燕麦	南瓜	大米

可抑制血糖值上升	清肺、降糖	有利于消化吸收

百合	蒲公英

解渴润燥	清热解毒、利尿消肿

狗肉	西红柿	榛子	羊肉

会引起中毒	引起身体不适	导致腹泻	导致肠胃胀气

【注解】绿豆中蛋白质的含量几乎是大米的 3 倍，多种维生素、钙、磷、铁等无机盐都比大米多，其赖氨酸含量更是大米和小米的 1~3 倍，它不但具有良好的食用价值，还具有非常好的药用价值，有"济世之食谷"的美称。

黄豆

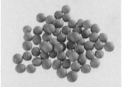

【别名】

大豆、黄大豆。

【性味归经】

性平，味甘。

功效 黄豆具有健脾、益气、宽中、润燥、补血、降低胆固醇、利水、抗癌之功效。黄豆中含有抑胰酶，对糖尿病患者有益。黄豆中的各种矿物质对缺铁性贫血者有益，而且能促进酶的催化、激素分泌和新陈代谢。

▓ 烹饪提示

将豆炒熟，磨成粉后即可食用，可以加牛奶、蜂蜜冲泡。煮黄豆前，先把黄豆用水泡一会儿，这样容易熟，煮的时候放进去一些盐，比较容易入味。

营养成分	选购	贮存	适宜人群	不宜人群
富含蛋白质及铁、镁、锌、硒等，以及人体8种必需氨基酸和卵磷脂、可溶性纤维、谷氨酸和微量胆碱等。	颗粒大小相差无几、颜色无杂、无霉虫、无破皮的是好黄豆。	将黄豆晒干，再用塑料袋装起来，放在阴凉干燥处保存。	动脉硬化、高血压、冠心病、高血脂、糖尿病、气血不足、营养不良、癌症等病患者。	消化功能不良、胃脘胀痛、腹胀等有慢性消化道疾病的人应尽量少食。

☑ 相宜食物搭配及功效

香菜

健脾宽中、祛风解毒

牛蹄筋

预防颈椎病、美容

胡萝卜

有助于骨骼发育

白菜

防止乳腺癌

花生

丰胸补乳

红枣

补血降血脂

茄子

润燥消肿

茼蒿

缓解更年期综合征

✕ 相克食物搭配及后果

虾皮

影响钙的消化吸收

核桃

导致腹胀、消化不良

猪肉

影响猪肉的营养吸收

菠菜

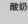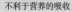

不利于营养的吸收

酸奶

与这些食物同食影响钙的消化吸收

芹菜

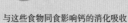

饮品类

饮品是指以水、粮食、果蔬或奶等为基本原料加工而成的流体或半流体食品。饮品是人体每天不可缺少的部分，本节介绍了一些饮品的相关特性，让您喝出健康。

红茶。

【别名】
祁红、滇红等。

【性味归经】
味甘。

功效 红茶具有暖胃养生、提神益思、消除疲劳、消除水肿、止泻、抗菌、增强免疫等功效。红茶有助于胃肠消化，能促进食欲，可有效防治心肌梗死、强壮心肌的功能、降低血糖值与高血压、预防蛀牙与食物中毒等。

【适宜人群】老少皆宜，尤其适合胃寒、糖尿病人饮用。

【不宜人群】孕妇、贫血患者、习惯性便秘患者、睡眠状况欠佳和身体较弱的人，不宜饮红茶。

✓ 相宜食物搭配及功效		✗ 相克食物搭配及后果	
柠檬	糖	酒	药物
		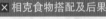	
开胃消食	驱寒暖胃	有损健康	降低药效
牛奶		西洋参	人参
保暖养胃、美容养颜		破坏西洋参的功效	降低人参的功效

绿茶。

【别名】
苦茗。

【性味归经】
性凉，味甘、苦。归心、肺、胃经。

功效 常饮绿茶可消脂去腻、清热解毒、利尿排毒、坚固牙齿、提神醒脑、强心抗癌、减肥健美，可增强肾脏和肝脏的功能、防止恶性贫血和胆固醇增高，对肝炎、肾炎、白血病等具有辅助功效。

【适宜人群】高脂血症、糖尿病、高血压、白血病、贫血、冠心病、肝炎、肾炎、肠炎腹泻、夜盲症、嗜睡症、肥胖症及人体各部位的癌症等症患者宜食。

【不宜人群】失眠、胃寒、孕妇及产妇在哺乳期者。

✓ 相宜食物搭配及功效		✗ 相克食物搭配及后果
蜂蜜	**柠檬**	**药物**
补中益气、润肠通便	排毒养颜	影响药物吸收

【注解】绿茶属不发酵茶，以适宜茶树新梢为原料，经杀青、揉捻、干燥等一系列工艺制作而成。绿茶因其干茶呈绿色、冲泡后的茶汤呈碧绿、叶底呈翠绿色而得名。有名的绿茶品种有西湖龙井、黄山毛峰、洞庭碧螺春等。

冰激凌

【别名】 冰激凌、雪糕。

【适宜人群】 多数人宜适量食用。每天 1 份，70~100 克即可。

【不宜人群】 中老年人、糖尿病患者不宜食用。

✓ 相宜食物搭配及功效

水果

促进食欲、降低体温

✗ 相克食物搭配及后果

朱古力

易引起胃肠炎

【注解】 冰激凌是以蛋或蛋制品、乳或乳制品、香味剂、甜味剂、稳定剂、食用色素为原料，经冷冻加工后而制成的冰品。冰激凌富含优质蛋白质、乳糖、钙、磷、钾、钠、氯、硫、铁、氨基酸、维生素 A、维生素 C、维生素 E 等多种营养成分以及其他对人体极为有益的生物活性物质，具有调节生理功能、平衡人体渗透压和酸碱度的功能。

咖啡

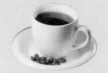

【性味归经】
性温，味甘、苦。

功效 咖啡具有强心、利尿、兴奋、提神醒脑之功效。咖啡中含有咖啡因，能刺激中枢神经、促进肝糖原分解、升高血糖，适量饮用可使人暂时精力旺盛、思维敏捷。运动后饮用，有消除疲劳、恢复体力、振奋精神之功效。

【适宜人群】 神疲乏力、精神萎靡不振、嗜睡多睡者；也适宜患有肺气肿、肺源性心脏病、慢性支气管炎等病症者。

【不宜人群】 冠心病、胃病、消化道溃疡等病症者不宜饮用，孕妇、失眠者忌饮。

✓ 相宜食物搭配及功效		✗ 相克食物搭配及后果	
糖	蜂蜜	牛奶	茶叶
提高工作效率	具有减肥的功效	会影响铁的吸收	会让钙的吸收降低

【注解】 咖啡是由咖啡豆磨制成粉、用热水冲泡而成的饮品。其味苦，却有一种特殊的香气，是西方人的主要饮料之一。咖啡主要含有咖啡因、蛋白质、碳水化合物、脂肪、无机盐和维生素等营养成分。

豆浆

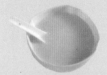

功效 豆浆具有清火润肠、降脂降糖、化痰补虚、防病抗癌、增强免疫等功效，常饮鲜豆浆对高血压、糖尿病、冠心病、慢性支气管炎、便秘、动脉硬化及骨质疏松等患者大有益处。

【别名】
豆腐浆。

【性味归经】
性平，味甘，归心、脾、肾经。

■烹饪提示

豆浆煮沸后要再煮几分钟，当豆浆加热到80℃左右时皂毒素受热膨胀，会形成假沸，产生泡沫，只有加热到90℃以上才能破坏皂毒素。

营养成分	选购	贮存	适宜人群	不宜人群
富含钙、铁、磷、锌、硒等及多种维生素，并含有大豆皂苷等物质。	好豆浆应有股浓浓的豆香味，浓度高，略凉时表面有一层油皮，口感爽滑。	豆浆不能放在保温瓶里存放，否则会滋生细菌，使豆浆里的蛋白质变质，影响人体健康。	一般人均宜食用。尤其是中老年体质虚弱、营养不良者宜经常食用。	胃寒、腹泻、腹胀、慢性肠炎、夜尿频多、遗精患者忌食。

花生	核桃	胡萝卜
润肤、补虚	增强免疫力	增强免疫力

黑芝麻	枸杞	杏仁
养颜润肤、乌发养发	补肝肾、益精明目、增强免疫能力	调节非特异性免疫功能 预防呼吸道疾病

燕麦	白芝麻	红枣	莲子
显著提高机体免疫力		滋阴益气、养血安神、补脾胃、清热解毒	

✗ 相克食物搭配及后果

红糖

破坏营养成分

★ 小贴士

豆浆最后在煮沸后饮用，因为生食豆浆对人体有害。预防豆浆中毒的办法就是将豆浆在100℃的高温下煮沸，破坏有害物质。

橙汁

【性味归经】
性凉，味甘、酸。

功效 经常饮用橙汁也可以有效预防某些慢性疾病、维持心肌功能以及降低血压。研究显示，每天喝3杯橙汁可以增加体内高密度脂蛋白（HDL）的含量，从而降低患心脏病的可能。

【适宜人群】一般人都适合饮用，尤其适合女性。胸膈满闷、恶心欲吐者，饮酒过多、宿醉未醒者尤宜食用。

【不宜人群】忌在饭前或空腹时饮用橙汁，糖尿病患者忌饮。

✓ 相宜食物搭配及功效		✗ 相克食物搭配及后果	
草莓汁	**蜂蜜**	**螃蟹**	**牛奶**
排毒、美白	润滑胃肠、改善便秘	会中毒	产生对人体有害物质

【注解】橙汁是以新鲜柑橘类水果榨取的汁液为主料制成的饮品，既解渴，又富含维生素C、钙、钾、橙皮苷、柠檬酸等多种营养成分，并含有醛、醇、烯类物质，是老少皆宜的营养饮料。

柠檬汁。

味酸。

【性味归经】

功效 柠檬汁具有止咳化痰、生津健脾、改善人体血液循环、降低胆固醇、预防心血管疾病、增强免疫力等功效。此外，柠檬汁还有祛斑美肤的功效，经常食用可令肌肤细腻光洁。

【适宜人群】感冒、贫血、高血压、糖尿病、骨质疏松、肾结石患者。

【不宜人群】胃溃疡、胃酸分泌过多，患有龋齿者和糖尿病患者。

✓ 相宜食物搭配及功效		× 相克食物搭配及后果
蜂蜜	**冰糖**	**冰块**
消暑解渴、润肠通便	嫩白皮肤	破坏柠檬汁的营养成分

【注解】柠檬汁是新鲜柠檬榨取的汁液，其味极酸，并伴有淡淡的苦味和清香味。柠檬汁为常用饮品，亦是上等调味品，常用于西式菜肴和面点的制作。

柠檬汁富含维生素 B_1、维生素 B_2、烟酸、维生素 C、糖类、钙、磷、铁、钾等营养成分。

白酒

【别名】
烧酒、白干儿。

【性味归经】
性温，味甘、辛，入心、肝、肺、胃经。

功效 白酒具有散寒气、助药力、活血通脉、消除疲劳、御寒提神之功效。适量饮酒能够降低心血管疾病和某些癌症的发生概率。饮用少量白酒特别是低度白酒可以扩张小血管、促进血液循环、延缓胆固醇等脂质在血管壁的沉积。

【适宜人群】 风寒湿性关节炎者。

【不宜人群】 高血压病、高血脂、痛风、血管硬化、冠心病、心动过速、癌症、肝炎、肝硬变、糖尿病、食管炎、溃疡等病症者忌饮；肥胖者、体弱的老年人、儿童、新婚夫妇或孕妇。

☑ 相宜食物搭配及功效

蛇血	龟肉	红花酒
补养气血	治疗多年咳嗽	治疗血瘀性痛经

✗ 相克食物搭配及后果

啤酒
对身体不利

【注解】 白酒是用高粱、米糠、玉米、红薯、稗子等粮食或其他果品发酵、蒸馏而成，因没有颜色，所以叫白酒。白酒可分为清香型、浓香型、酱香型、米香型和其他香型。

白酒中除含有极少量的钠、铜、锌外，几乎不含维生素和钙、磷、铁等，有的仅是水和乙醇。

糯米酒

功效 糯米酒具有提神解乏、解渴消暑、促进血液循环、润肤、助消化、增食欲之功效。糯米酒甘甜芳醇，能刺激消化腺地分泌，增进食欲，有助消化。是中老年人、孕产妇和身体虚弱者补气养血之佳品。

【别名】菠甜酒、酒酿、江米酒、醪糟。

【性味归经】性温，味甘，涩，归脾、胃经。

【适宜人群】中老年人、孕产妇和身体虚弱者。

【不宜人群】糖尿病患者、脾胃虚弱者。

✓ 相宜食物搭配及功效

桂圆	荔枝	红枣	核桃	人参

与这些食物同食助阳壮力、滋补气血

鸡蛋　　　红糖

与这些食物同食补中益气，强健筋骨

调料类

调味料，也称作料，是指被用来少量加入其他食物中用来改善味道的食品成分。它们大都能增进人的食欲，不同的调味料还有各自不同的功效。

醋

【别名】
苦酒、醋酒、淳酢、酢、米醋。

【性味归经】
性温，味酸、苦。归肝、胃经。

功效　醋具有活血散瘀、消食化积、解毒的功效。用醋熏空气可以预防流感、上呼吸道感染。适当饮醋既可杀菌，又可促进胃消化功能，还可降低血压、防治动脉硬化。此外，食醋能滋润皮肤、改善皮肤的供血、对抗衰老。

■烹饪提示
烹调用的器具不能用铜制的，因为醋能溶解铜，会引起"铜中毒"。

营养成分	选购	贮存	适宜人群	不宜人群
主要成分是醋酸，还含有丰富的钙氨基酸、琥珀酸、葡萄酸、苹果酸等。	酿造食醋以琥珀色或红棕色、有光泽、体态澄清、浓度适当的为佳品。	开封的醋保存时，放于低温、避光处。	流感、流脑、输尿管结石、膀胱结石、癌症、高血压、传染性肝炎等症者。	脾胃湿甚、胃酸过多、支气管哮喘、严重胃及十二指肠溃疡患者。

✓ 相宜食物搭配及功效

生姜	芦荟	鲤鱼	松花蛋
促进食欲	缓解紧张情绪	提供丰富营养	可降低有毒物质

莲藕	猪蹄	白芝麻	骨头汤
防止便秘	营养更丰富	促进铁、钙吸收	促进钙的吸收

✗ 相克食物搭配及后果

牛奶	胡萝卜	丹参	茯苓
降低营养价值	破坏胡萝卜素	引起中毒	引起中毒

南瓜	羊肉	竹笋	酒
破坏营养价值	引发心脏病	筋骨酸痛	引发胃炎

129

酱油

【别名】
红酱油、白酱油、生抽、老抽。

【性味归经】
性寒，味咸。归脾、胃、肾经。

功效 酱油具有除热、解毒、调味开胃的功效，对暑热烦闷、疔疮初起、妊娠尿血等症有食疗作用。另外，酱油含有异黄醇，这种特殊物质可降低人体胆固醇，降低心血管疾病的发病率。

【适宜人群】一般人群。

【不宜人群】高血压患者、心脏病患者、皮肤破损结痂时或脱痂时。

✕ 相克食物搭配及后果

鲤鱼	白糖
引发口疮	对身体不利

★ 小贴士

提倡菜出锅后放酱油，这样能够将酱油中的氨基酸和营养成分能够保留。

【注解】酱油起源于中国。中国的酱油在国际上享有极高的声誉。三千多年前祖先就会酿造酱油了。最早的酱油是用牛、羊、鹿和鱼虾肉等动物性蛋白质酿制的，后来才逐渐改用豆类和谷物的植物性蛋白质酿制。将大豆蒸熟，拌和面粉，接种上一种霉菌，让它发酵生毛。经过日晒夜露，原料里的蛋白质和淀粉分解，就变化成酱油。

冰糖

【性味归经】性平，味甘。归肺、脾经。

功效 冰糖具有补中益气、和胃润肺、止咳化痰，祛烦消渴、清热降浊、养阴生津、止汗解毒等功能，对中气不足、肺热咳嗽、咯痰带血、阴虚久咳、口燥咽干、咽喉肿痛、小儿盗汗、风火牙痛等病症有食疗作用。

【适宜人群】肺燥咳嗽、干咳无痰、咯痰带血者。

【不宜人群】糖尿病患者、高血糖患者。

✓ 相宜食物搭配及功效

雪梨	百合	银耳	金樱子
润肺养胃、化痰止咳	润肺止咳	滋补、清泄	补中益气、涩精固脱

【注解】冰糖是砂糖的结晶再制品。自然生成的冰糖有白色、微黄、淡灰等色，此外市场上还有添加食用色素的各类彩色冰糖(主要用于出口)，比如绿色、蓝色、橙色、微红、深红等多种颜色。由于其结晶如冰状，故名冰糖。冰糖的成分是含结晶水的葡萄糖，与白糖在体内分解的成分一样，所以，冰糖可以代替白糖。

食盐

功效 盐具有清火解毒、凉血滋肾、通便的功效。食盐渗透力强，可以解腻，除膻去腥，并能保持食物原味，使食物易于消化可以促进全身皮肤的新陈代谢，对防治某些皮肤病有食疗作用。

【别名】
盐巴、盐、咸鹾。

【性味归经】
性寒，味咸。归胃、肾、肺、大肠、小肠经。

【适宜人群】急性胃肠炎者，呕吐腹泻者，炎夏中暑、多汗烦渴者，咽喉肿痛、大便干结和习惯性便秘者。

【不宜人群】咳嗽消渴者、水肿病人、高血压患者、肾脏病患者以及心血管疾病患者。

✕ 相克食物搭配及后果

绿豆	红豆	豆腐
降低绿豆的营养价值	会降低红豆的药用价值	不利于人体吸收

【注解】食盐是一种调料，是海水或盐井、盐池、盐泉中的盐水经煎晒而成的结晶，无色或白色。它的香味有很强的渗透力，能提出各种原料中的鲜味，调制出许多类味型的香味，有"百味之王"的美称。

味精

【别名】 味素、味粉、谷氨酸钠。

【性味归经】 性平，味酸。

功效 味精具有很好的鲜味，故可提高人的食欲。味精还能补充人体的氨基酸，有利于增进和维持大脑机能。另外，味精中的主要成分谷氨酸钠还对慢性肝炎、神经衰弱、癫痫病、胃酸缺乏等病有食疗作用。

【适宜人群】 神经衰弱、大脑发育不全、精神分裂症、严重肝功能不全、胃及十二指肠溃疡等患者

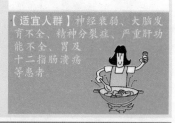

✕ 相克食物搭配及后果

鸡蛋	茄子	米酒
不利于人体健康	影响茄子的口感	对身体不利

【注解】 味精成品为白色柱状结晶体或结晶性粉末，是目前国内外广泛使用的增鲜调味品之一。其主要成分为谷氨酸和食盐。我们每天吃的食盐用水冲淡 400 倍，已感觉不出咸味，普通蔗糖用水冲淡 200 倍，也感觉不出甜味了，但谷氨酸钠盐，用水稀释 3000 倍，仍能感觉到鲜味，因而得名"味精"。

蒜

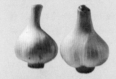

【别名】
葫、葫蒜。

【性味归经】
性温，味辛。归脾、胃、肺经。

功效 蒜含有大量对人体有益的活性成分，可防病健身。蒜能杀菌，促进食欲，调节血脂、血压、血糖，可预防心脏病、抗肿瘤，保护肝脏，增强生殖功能，保护胃黏膜，抗衰老，还可防止铅中毒。

■ 烹饪提示

大蒜可用于生食、捣泥食用、炒菜等。

营养成分	选购	贮存	适宜人群	不宜人群
含蛋白质、脂肪、糖类、B族维生素、维生素C等营养成分。	以瓣种外皮干净，带光泽、无损伤和烂瓣的为上品。	常温下，将蒜放网袋中，悬挂于通风处。	糖尿病患者、有铅中毒倾向者、肺结核患者、百日咳患儿、痢疾、肠炎、伤寒患者、胃酸减少及胃酸缺乏者。	胃炎患者、胃溃疡患者、肝病患者、阴虚火旺者，常见面红、午后低热、口干便秘、烦热者，目疾、口齿喉舌疾患者。

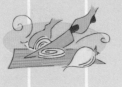

✓ 相宜食物搭配及功效

醋	猪肉	洋葱	马齿苋
治疗痢疾、肠炎	提供丰富的营养	增强免疫力	清热止痢

黄瓜	生菜	莴笋	豆腐
促进脂肪和胆固醇的代谢	清热解毒	降低血压	降压降脂

✗ 相克食物搭配及后果

蜂蜜	羊肉	果	山楂
导致便秘	导致体内燥热	导致肠胃不适	导致神经衰弱

鲫鱼	葱	鸡肉
导致肠胃痉挛	导致腹泻	导致便秘

姜

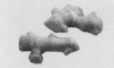

【别名】
生姜。

【性味归经】
性微温，味辛。归脾、胃、肺经。

功效 姜具有发汗解表、温中止呕、温肺止咳、解毒的功效，对外感风寒、胃寒呕吐、风寒咳嗽、腹痛腹泻、中鱼蟹毒等病症有食疗作用。

【适宜人群】 伤风感冒、寒性痛经、晕车晕船者。

【不宜人群】 阴虚内热及邪热亢盛者。

☑ 相宜食物搭配及功效

醋	红糖	松花蛋	螃蟹	羊肉
减缓恶心和呕吐	预防感冒	延缓衰老	祛寒杀菌	温中补血，调经散寒

☒ 相克食物搭配及后果

狗肉	马肉	牛肉	兔肉	白酒
容易上火	导致痢疾	引起上火	破坏营养成分	伤害肠胃

八角

【别名】
大料、中国大茴香、大茴香。

【性味归经】
性温，味甘辛。归脾、肾经。

功效 八角具强烈香味，有驱虫、温中理气、健胃止呕、祛寒、兴奋神经等功效，对寒呕逆、寒疝腹痛、肾虚腰痛、脚气等症有食疗作用。

【适宜人群】 胃寒呃逆、寒疝腹痛、心腹冷痛、小肠疝气痛、肾虚腰痛、脚气患者。

【不宜人群】 阴虚火旺的眼病患者和干燥综合征、更年期综合征、活动性肺结核、支气管哮喘、痛风、糖尿病、癌症患者。

✕ 相克食物搭配及后果

羊肉	蜂蜜
容易上火	腹痛腹泻

★ 小贴士

八角常在制作牛肉、兔肉等菜肴中加入，可除腥膻味，调剂口味，增进食欲。

【注解】 八角是八角茴香科八角属的一种植物。其同名的干燥果实是中国菜和东南亚地区烹饪的调味料之一。主要分布于中国南方。果实在秋冬季采摘，干燥后呈红棕色或黄棕色，气味芳香而甜，全果或磨粉使用。

花椒

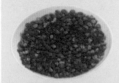

花椒有芳香健胃、温中散寒、除湿止痛、杀虫解毒、止痒解腥之功效，对呕吐、风寒湿痹、齿痛等症有食疗作用。一般作为调味料食用，还可药用。

【别名】

香椒、川椒、红椒、红花椒、麻椒。

【性味归经】

性温，味辛。归脾、胃、肾经。

▉烹饪提示

炒菜时，在锅内热油中放几粒花椒，发黑后捞出，留油炒菜，菜香扑鼻；把花椒、植物油、酱油烧热，浇在凉拌菜上，清爽可口。

营养成分	选购	贮存	适宜人群	不宜人群
含蛋白质、脂肪、碳水化合物、钙、铁等营养物质。	好花椒的色泽油润，粒大且均匀，用手抓有刺手硬干爽之感，轻捏易破碎，拨弄时有"沙沙"作响声。	鲜花椒要真空低温保存，一般买来的时候都是真空包装的，买回来后可以放冰箱-5℃保存。	肠鸣便溏者以及哺乳期妇女、风湿性关节炎患者、蛔虫病腹痛患者、肾阳不足、小便频数者。	阴虚火旺者或孕妇。

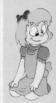

138

防风	红糖	胡椒

上火助湿	有回乳作用	辅助治疗痛经

母鸡	猪肉	粳米

壮阳健体	有助于营养物质的消化与吸收	辅助治疗牙痛

羊肉	鸡蛋	豆腐

可提高营养价值	可治疗虚寒腹痛	解毒、健胃

✗ 相克食物搭配及后果

咖啡	桑葚

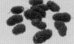

对身体不利	导致气壅胸闷

★ 小贴士

花椒作为常用的调味料，常用于配制卤汤、腌制食品或炖制肉类，有去膻增味作用。亦为"五香粉"原料之一。

香油

【别名】
芝麻油、麻油。

【性味归经】
性温，味甘、辛。

功效 香油具有补虚、润肠通便、润嗓利咽之功效。香油有助于促进消化、增强食欲；香油中含丰富的维生素 E，能够促进细胞分裂；它还富含亚油酸、油酸、亚麻酸等不饱和脂肪酸，对防治心血管疾病有食疗作用。

【适宜人群】 血管硬化、高血压、冠心病、高脂血症、糖尿病、大便干燥难解、蛔虫性肠梗阻者等病症者。

【不宜人群】 患有菌痢、急性胃肠炎、腹泻等病症者。

☑ 相宜食物搭配及功效

草莓	白酒	羊肝
清热解毒	对白癜风有一定的疗效	止咳润肺

【注解】 香油是小磨香油和机制香油的统称，亦即具有浓郁或显著香味的芝麻油。在加工过程中，芝麻中的特有成分经高温炒料处理后，生成具有特殊香味的物质，致使芝麻油具有独特的香味，有别于其他各种食用油，故称香油。

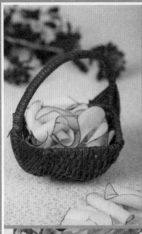

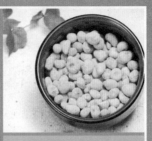

②

常见病饮食
相宜与相克

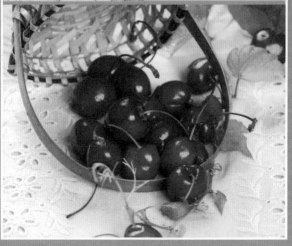

内 科

内科疾病的主要特点是多呈慢性发展，病情复杂多变，以药物治疗为主，心理治疗为辅。由于病程一般较长，故饮食调理就显得十分重要。

风寒型感冒

病症简介

风寒型感冒以鼻塞、流涕、喷嚏、头痛、发热等为特征，四时皆有，以冬、春季节为多见。

临床表现 怕寒冷、少发热、无汗，头颈疼痛、四肢酸痛、鼻塞、声重、打喷嚏、流涕、咳嗽，口不渴，或口渴时喜热饮，苔薄白，脉浮紧。四季皆可发病，以冬、春两季为多。以老人、小孩多见。

致病原因： 风寒之邪袭击肺部，肺气不宣所致。

✓ 宜食食物及功效

醋	胡椒	花椒	肉桂

大米粥	洋葱	南瓜	青菜

这些食物具有发散风寒、辛温解表的作用

✓ 宜食食物及功效

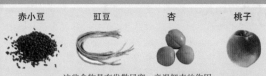

| 赤小豆 | 豇豆 | 杏 | 桃子 |

这些食物具有发散风寒、辛温解表的作用

✗ 慎食食物及原因

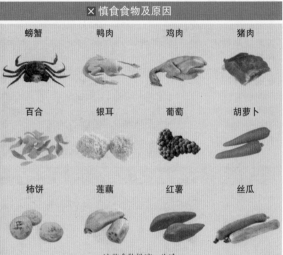

| 螃蟹 | 鸭肉 | 鸡肉 | 猪肉 |

| 百合 | 银耳 | 葡萄 | 胡萝卜 |

| 柿饼 | 莲藕 | 红薯 | 丝瓜 |

这些食物性凉、生冷

🌀 生活一点通

　　风寒型感冒患者如果不很严重，可自服生姜、葱白、芫荽煎汤，可发汗散寒。这种感冒与病人受风寒有关，治疗应以辛温解表为原则。

流感

流感是流感病毒引起的急性呼吸道感染，传染性强、传播速度快。主要通过空气中的飞沫、接触或与被污染物接触传播。

➕ 病症类型

单纯型流感
肺炎型流感
中毒性流感
胃肠炎型流感

临床表现 起病急，潜伏期为数小时~4天，一般为1~2天；高热，体温可达39~40℃，伴畏寒，一般持续2~3天；全身中毒症状重，如乏力、头痛、头晕、全身酸痛；持续时间长，体温正常后乏力等；呼吸道卡他症状轻微，常有咽痛、鼻塞、流涕等；少数有恶心、呕吐、腹泻、腹痛等。

致病原因： 流行性感冒是由病毒感染引起的。带有流感病毒颗粒的飞沫（直径一般小于10μm）吸入呼吸道后，病毒的神经氨基酸酶破坏神经氨酸，使粘蛋白水解，糖蛋白受体暴露，最终合成新的病毒。

✓ 宜食食物及功效

花菜	香菇	李子	柚子

草莓	苹果	黄瓜	木耳

这些食物的作用以抗炎、抗病毒为主，辅以清热、生津的作用

胡萝卜	苦瓜	冬菇

这些食物的作用以抗炎、抗病毒为主，辅以清热、生津的作用

桂圆	青枣	荔枝

樱桃	狗肉	羊肉

胡椒	花椒	鸡蛋

海参	鸡肉	牛肉

这些食物辛辣刺激、油腻、燥热助火

145

肺炎

病症简介

　　肺炎又名肺闭喘咳和肺风痰喘，是指肺泡腔和间质组织的肺实质感染，通常发病急、变化快，合并症多，是内、儿科的常见病之一。

＋病症类型

急性肺炎

迁延性肺炎

慢性肺炎

临床表现 发热，呼吸急促，持久干咳，可能有单边胸痛，深呼吸和咳嗽时胸痛，有小量痰或大量痰，可能含有血丝。幼儿患上肺炎，症状常不明显，可能有轻微咳嗽或完全没有咳嗽。应注意及时治疗。

致病原因： ①接触到顽固性病菌或病毒。②身体抵抗力弱，如长期吸烟。③上呼吸道感染时，没有正确处理。④心肺有其他病变，如癌病、气管扩张、肺尘埃沉着病等。

☑ 宜食食物及功效

| 鸡肉 | 猪瘦肉 | 牛肉 | 豆浆 |
| 豆腐 | 豆干 | 糙米 | 玉米 |

这些食物含有优质蛋白、高热量

胡萝卜　　　　香菇　　　　　木耳　　　　　芥菜

冬瓜　　　　　油菜　　　　　白萝卜　　　　茼蒿

菠菜　　　　　苹果　　　　　葡萄　　　　　樱桃

菠萝　　　　　草莓　　　　　柠檬　　　　　柚子

枇杷　　　　　大米　　　　　小麦

这些食物性凉温补

辣椒　　　　胡椒　　　　芥末　　　　冰激凌

碳酸饮料　　咖啡　　　　浓茶

这些食物辛辣、生冷、刺激性强

肥肉　　　　鱼　　　　　油炸食品

油腻食物，导致中焦受遏，运化不利

香蕉　　　　桃子　　　　杏　　　　　李子

甘温水果，助热生痰

🌿 生活一点通

幼儿肺炎预防与护理须知

①宝宝咳嗽多时，睡觉时会很难受，爸妈记得多给宝宝翻身拍背，帮助宝宝把呼吸道的分泌物排出。

②多吃水果、汤汁，少吃鸡蛋。食物要清淡，要多补充水分和维生素C，但注意不要一次吃得太多，蛋白质过多会引起消化不良。

哮喘

哮喘是一种慢性支气管疾病，病者的气管因为发炎而肿胀，呼吸管道变得狭窄，因而导致呼吸困难。

+ 病症类型

内源性哮喘
外源性哮喘

临床表现 外源性哮喘常伴有发作先兆，如发作前先出现鼻痒、咽痒、流泪、喷嚏、干咳等，发作期出现喘息、胸闷、气短、平卧困难等；内源性哮喘一般先有呼吸道感染，咳嗽、吐痰、低热等，后逐渐出现喘息、胸闷、气短，多数病程较长，缓解较慢。

致病原因： 哮喘病的发病原因很多，猫狗的皮垢、霉菌等过敏源的侵入、微生物感染、过度疲劳、情绪波动大、气候寒冷导致呼吸道感染、天气突然变化或气压降低都可能导致哮喘病发作。

✓ 宜食食物及功效

鸡肉	牛奶	瘦肉	豆腐

这些食物蛋白质含量高

生姜	青枣	白菜	西红柿

这些食物含有维生素和矿物质

柑橘	柚子	枇杷	核桃
芝麻	蜂蜜	刀豆	丝瓜
梨	白果	燕窝	冬虫夏草

这些食物具有补肾纳气、化痰止喘的作用

辣椒	韭菜	大葱	蒜

辛辣食物助火生痰，应忌食

盐	味精

多钠食物，会增加支气管反应性，应少食

酒	碳酸饮料	冷饮	冰激凌

 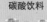 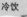 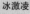

酒精、碳酸饮料及冷饮进入血液会使心跳加快，肺呼吸功能降低

鱼	虾	蟹

这些食物动物性蛋白过高，易引起过敏

芋头	豆类	红薯

薯类食物，易引起腹胀，加重气喘

✓ 生活之宜

①哮喘病多在夜间发作，因此患者应注意保持卧室的温度和湿度，同时注意空气流通。

②加强耐寒锻炼，登高远眺对预防哮喘病有积极作用。

✕ 生活之忌

①入住刚喷涂过油漆的房间，至少待房间开门窗通风一周后入住，以避免接触过敏。

②使用丝绵和羽绒材质的衣被和床上用品。

③吸入干冷空气。

④尽量远离猫、狗等动物，避免其皮垢引起感染。

胃炎

胃炎是胃黏膜炎症的统称，是一种常见病，可分为急性和慢性两类，发病者通常存在饮食上的不良习惯。

➕ 病症类型

急性胃炎

慢性胃炎

临床表现 急性胃炎一般为上腹部不适或疼痛、肠绞痛、食欲减退、恶心和呕吐，严重可导致发热、畏寒、头痛、脱水、酸中毒、肌肉痉挛和休克等。慢性胃炎主要分为浅表性胃炎、慢性萎缩性胃炎和肥厚性胃炎三类。需要注意的是，有些患者虽病情严重，但无临床表现。

致病原因： 急性胃炎为病毒感染、大量饮酒、食物过敏、过量服用水杨酸类药物等所致。慢性胃炎多由饮食不节、喜食酒辣生冷、精神状态不佳等不良生活习惯引起。

✅ 宜食食物及功效

米汤	藕粉	果汁	酸奶

这些汤汁类食物有助于减轻胃部刺激

✖ 慎食食物及原因

蔗糖	牛奶	豆制品	肥肉

这些食物易产气、肥腻、辛辣

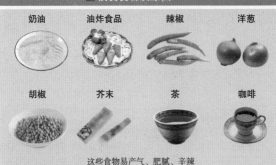

✕ 慎食食物及原因

| 奶油 | 油炸食品 | 辣椒 | 洋葱 |
| 胡椒 | 芥末 | 茶 | 咖啡 |

这些食物易产气、肥腻、辛辣

☑ 生活之宜

①注意适当的休息、锻炼，保持生活规律。
②保持精神愉快、乐观。

✕ 生活之忌

①生活不规律，工作过于劳累，精神高度紧张，睡眠不足。
②暴饮暴食，饮食不卫生。
③吸烟饮酒。

🔧 生活一点通

练气功可防治胃病

气功是防治胃病的一种有效方法。气功有放松、镇静的作用，可调节大脑皮层的功能状态，抑制兴奋灶，对精神因素引起的胃炎效果最好。慢性胃炎病人，可练内养功。

糖尿病

病症简介

糖尿病是由遗传因素、免疫功能紊乱等各种致病因子作用于机体，导致胰岛功能减退、胰岛素抵抗等而引发的系列代谢紊乱综合征。

✚ **病症类型**

Ⅰ型糖尿病
Ⅱ型糖尿病
妊娠糖尿病
继发性糖尿病

临床表现 一般包括两个方面，一是血糖尿糖多造成的三多一少，吃得多、喝得多、排尿多、体重下降；另一个是并发症造成的症状，如糖尿病、视网膜病变等。

致病原因：导致糖尿病的原因有很多种，除了遗传因素以外，大多数都是由不良的生活和饮食习惯造成的，如饮食习惯的变化、肥胖、体力活动过少和紧张焦虑都是糖尿病的致病原因。

✓ 宜食食物及功效

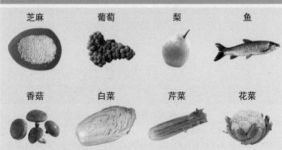

芝麻　　葡萄　　梨　　鱼

香菇　　白菜　　芹菜　　花菜

这些食物有促进胰岛素分泌、调节糖代谢的作用

✓ 宜食食物及功效

苦瓜 　荔枝 　番石榴 　银耳

木耳 　玉米 　麦麸

这些食物有可降低血糖的作用

✗ 慎食食物及原因

蜂蜜 　果脯 　果酱 　土豆

红薯 　粉条 　板栗 　热茶

这些食物容易使血糖升高

牛油 　肥肉 　酒 　油炸食品

这些食物辛辣、刺激、肥腻

乌鸡   牛奶   牛肉

这些食物产生酮体，容易引发中毒

✓ 生活之宜

①保持良好的作息习惯，避免熬夜，黑白颠倒。

②保持良好的卫生习惯，预防各种疾病，万一生病，要选择副作用小的药物进行治疗。

③加强体育锻炼，进行适当的有氧运动。

× 生活之忌

①饮食不规律，偏食，暴饮暴食。

②情绪不稳定，大悲大喜。

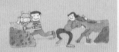

生活一点通

糖尿病人跌倒后的急救步骤

①首先要判断是猝死还是昏迷，是短暂性脑缺血发作还是脑卒中，有无骨折。

②让患者平卧，头侧向一边，保持呼吸道通畅，清除呕吐物，以防止误吸引起窒息。

③仔细观察患者的变化，如发现呼吸停止，立即进行人工呼吸。

肾炎

病症简介

系指蛋白尿、血尿、高血压、水肿为基本临床表现，病情迁延，病变缓慢进展，最终将发展为慢性肾衰竭的一种肾小球病。

➕ 病症类型

原发性肾小球疾病
继发性肾小球疾病

临床表现 ①水肿，程度可轻可重，轻者仅早晨起床后发现眼眶周围、面部肿胀或午后双下肢踝部出现水肿。严重者可出现全身水肿。②高血压，有些患者是以高血压症状来医院求治的，化验小便后，才知道是慢性肾炎引起的血压升高。③尿异常改变，尿异常几乎是慢性肾炎患者必有的现象。

■ 致病原因： 肾炎的病因多种多样，临床所见的肾小球疾病大部分属于原发性，小部分为继发性，如糖尿病、过敏性紫癜、系统性红斑狼疮等引起的肾损害。我们常说的肾炎属原发性，病因尚未完全阐明。

✓ 宜食食物及功效

| 鱼汤 | 米饭 | 植物油 | 淡水鱼 |

这些食物低蛋白、热能高

| 苹果 | 草莓 | 葡萄 | 橙子 |

这些食物维生素含量高

✓ 宜食食物及功效

山楂	西红柿	胡萝卜	南瓜

这些食物维生素含量高

✕ 慎食食物及原因

盐	皮蛋	香蕉	百合

榨菜	玉米	红薯	糙米

这些食物钠、钾含量高

动物内脏	肥肉	酒	浓茶
			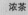

咖啡	咖喱	芥末	辣椒

这些食物辛辣、油腻、难以消化

| ✕ 慎食食物及原因 |

| 胡椒 | 花生 | 核桃 | 杏仁 |

这些食物辛辣、油腻、难以消化

| 韭菜 | 茴香 | 芹菜 | 蒿子秆 |

| 白萝卜 | 菠菜 | 竹笋 | 苋菜 |

含挥发油多的蔬菜，会影响肾功能

✓ 生活之宜

①经常进行户外运动，在阳光下多做运动多出汗，可帮助排除体内多余的酸性物质，多呼吸新鲜空气，减少发病的概率。

②控制饮食结构，少肉多菜，多吃绿色有机食品。

✕ 生活之忌

①心理压力过大，影响代谢正常进行。

②生活习惯不规律，加重体质酸化，病毒容易入侵。

③毫无节制的抽烟喝酒，导致人体的酸化。

高血压

病症简介

高血压是指在静息状态下动脉收缩压和（或）舒张压增高，常伴有心、脑、肾、视网膜等器官功能性或者器质性改变以及脂肪和糖代谢紊乱等现象。

✚ 病症类型

原发性高血压症
继发性高血压症

临床表现 ①头晕，有些是一过性的，常在突然下蹲或起立时出现，有些是持续性的。②头痛，多为持续性钝痛或搏动性胀痛，甚至有炸裂样剧痛。③烦躁、心悸、失眠。④注意力不集中，记忆力减退。⑤肢体麻木，常见手指、足趾麻木或皮肤如蚁行感或项背肌肉紧张、酸痛。

致病原因： 机体内长期反复的不良刺激致大脑皮质功能失调、内分泌的失调、肾缺血、遗传、食盐过多、胰岛素抵抗的影响等，这是导致高血压的最大可能。

✓ 宜食食物及功效

糙米	玉米	小米	绿豆

要选择膳食纤维含量高的食物，可以加速胆固醇的排出

芦笋	莴笋	苹果	梨

维生素、钾等矿物质含量高的食物有降血压的功效

✓ 宜食食物及功效

猕猴桃	土豆	芹菜	香蕉

维生素、钾等矿物质含量高的食物有降血压的功效

✗ 慎食食物及原因

红薯	干豆	白萝卜	狗肉

容易产气及性热的食物，使血压升高

鸡蛋	猪肉	牛奶

过多动物蛋白的摄入，引起血压波动

腊肉	卤肉	酱菜

腌、熏、卤、酱等钠含量较高的食物，应少食或忌食

糖果	巧克力	白酒	浓茶

高糖、茶碱、酒精类食物会使血压升高，形成动脉硬化

冠心病

冠状动脉粥样硬化性心脏病，简称冠心病，是由于冠状动脉粥样硬化病变致使心肌缺血、缺氧的心脏病。

+ 病症类型

隐匿型冠心病
心绞痛型冠心病
心肌梗死型冠心病
猝死型冠心病

临床表现
发作性胸骨后疼痛、心悸、呼吸困难、原发性心脏骤停、心绞痛、心肌梗死、心律失常等。伴随明显的焦虑，持续3~5分钟，常发散到左侧臂部、肩部、下颌、背部，也可放射到右臂。用力、情绪激动、受寒、饱餐等增加心肌耗氧情况下发作的称为劳力性心绞痛，休息和含化硝酸甘油可缓解。

致病原因：冠心病是多种致病因素长期综合作用的结果，不良的生活方式在其中起了非常大的作用。当人精神紧张或激动发怒时，容易导致冠心病；肥胖者容易患冠心病；吸烟是引发冠心病的重要因素。

✓ 宜食食物及功效

脱脂牛奶	豆及豆制品	芝麻	山药

这些食物含有抗氧化物质

杂粮	蔬菜	水果

这些食物膳食纤维含量较高

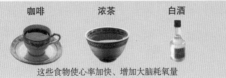

☑ 宜食食物及功效

玉米	枸杞	桂圆	海带

紫菜	黑木耳	核桃

这些食物含镁、锌、钙、硒较多

✗ 慎食食物及原因

螃蟹	动物内脏	肥肉	蛋黄

高胆固醇、高脂肪的食物，会诱发心绞痛、心肌梗死

土豆	甜点	糖果	奶油

高糖食物，会加重肥胖，诱发糖尿病

咖啡	浓茶	白酒

这些食物使心率加快、增加大脑耗氧量

肝炎

病症简介

肝炎是指一组病毒性疾病，即通常所说的甲、乙、丙、丁、戊等型肝炎，也包括由于滥用酒精、使用药物或摄入了环境中毒物引起的肝炎。肝炎是常见的严重传染病之一。

✚ 病症类型

急性肝炎

慢性肝炎

临床表现 ①急性肝炎在临床上多表现为起病缓慢，畏寒、发热、乏力，食欲减退，恶心呕吐，肝区胀痛，腹泻等。②慢性肝炎病程一般超过一年，多表现为乏力、食欲不振、腹胀、肝区疼痛，蜘蛛痣、肝掌、肝脾肿大。

致病原因：肝炎由多种致病因素，如病毒、细菌、寄生虫、化学毒物、药物和毒物、酒精等，侵害肝脏，使得肝脏的细胞受到破坏，肝脏的功能受到损害。有时人体营养不良、劳累，甚至一个小小的感冒发烧，都有可能造成肝功能的一过性受损。

✅ 宜食食物及功效

白粥	西瓜	葡萄干	红枣

肝炎急性期如果食量正常，无恶心呕吐，可进清淡饮食

胡萝卜	豌豆	豆腐	蘑菇

富含维生素 B、维生素 C 的食物

✓ 宜食食物及功效

苹果 　　葡萄 　　柑橘 　　金橘

荔枝 　　石榴

这些食物具有疏肝利胆，保肝养肝的作用

✗ 慎食食物及原因

辣椒　　姜　　芥末　　韭菜

这些食物辛辣、刺激性强

罐头　　方便面　　香肠

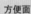

这些食物含有防腐剂

猪肝　　肥肉　　鱼子　　甜点

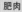

这些食物富含脂肪、甜腻

甲状腺功能亢进

病症简介

甲状腺功能亢进症简称"甲亢"，是由于甲状腺分泌过多的甲状腺激素，引起人体代谢率增高的一种疾病。

✚ 病症类型

甲状腺性甲亢
垂体性甲亢
异源性TSH综合征
卵巢甲状腺肿伴甲亢

临床表现 甲状腺功能亢进症的患者早期常有头昏头痛、心情烦躁、心悸、胸闷及睡眠障碍等类似神经衰弱的症状，加之早期体检不易发现眼球突出和甲状腺肿大等阳性体征。甲状腺功能亢进症患者还有怕热、出汗、食欲亢进、心率快及消瘦等代谢旺盛的临床表现。

致病原因： 甲状腺分泌过多的病理生理作用是多方面的，但其作用原理尚未明确。据目前所知，甲亢病的诱发与自身免疫、遗传和环境等因素有密切关系，其中以自身免疫因素最为重要。

☑ 宜食食物及功效

| 西瓜 | 桑葚 | 枸杞 | 菊花脑 |

| 芹菜 | 黄花菜 | 蛤蜊 | 沙参 |

这些食物具有解毒、补肝肾、清火的作用

☑宜食食物及功效

| 胖大海 | 西洋参 | 丝瓜 | 冬瓜 |

| 白菜 | 牛奶 | 黑鱼 | 鲢鱼 |

| 牡蛎 | 何首乌 | 梨 | 莲藕 |

| 苹果 | 黄瓜 | 西葫芦 | 地瓜 |

这些食物具有解毒、补肝肾、清火的作用

| 猪肝 | 鲫鱼 | 甲鱼 | 鸭蛋 |

这些食物高能量、高蛋白、高碳水化合物及高维生素

167

✓ 宜食食物及功效

| 香蕉 | 茄子 | 花菜 | 山药 |

这些食物富含钾、磷、钙等矿物质

✕ 慎食食物及原因

| 海带 | 紫菜 | 海鱼 | 胡萝卜 |

这些食物碘元素含量高

| 花椒 | 大葱 | 大蒜 | 洋葱 |

| 生姜 | 酒 | 咖啡 | 茶 |

这些食物辛辣、刺激性强

| 肥猪肉 | 猪油 | 牛肉 | 鹅肉 |

这些食物肥腻、高胆固醇、难以消化

✅ 生活之宜

①劳逸结合，发病期间应适当卧床休息。

②保持情绪稳定，积极乐观，静心休养。

③少食多餐，补充充足的水分，每天饮水2500毫升左右。

④注意营养成分合理搭配，病情减轻后适当控制饮食。

⑤劳逸结合，适当参加体育锻炼。

❌ 生活之忌

①吸烟喝酒以及喝咖啡和浓茶，使神经兴奋的活动。

②精神压力过大。

③过度劳累，食后1~2个小时内做剧烈运动。

④情志不畅，紧张、忧郁。

🀄 生活一点通

①未病先预防：情志因素在甲亢的发病中具有重要的作用，故预防甲亢，我们在日常生活中首先应保持精神愉快、心情舒畅。其次要合理饮食，避免刺激性食物，同样是重要的预防措施；同时起居规律，勿过度劳累；扶助脾胃、增强体质、提高自身的免疫力和抗病能力等都很重要。

②既病防传变：防病于未然，是最理想的预防。但若甲亢已发生，则应早期确诊，早期治疗，以防止本病的传变，即防止病情发展加重和并发症的发生。

③愈后防复发：病后机体尚有一个待恢复的状态，津液耗伤有一个恢复的过程，原有的病情有可能迁延和复发。因此，初愈阶段，药物、饮食、精神、药膳等综合调理，并要定期检查，认真监控，是病后防止复发的重要措施。

甲状腺功能减退

甲状腺功能减退简称甲减，是由于甲状腺激素的合成、分泌或生物效应不足而引起的一种综合征。病因较复杂，以原发性者多见，其次为垂体性者，其他均属少见。

临床表现 起病可以隐蔽和难以捉摸，面部表情迟钝、声哑、讲话慢；由于玻璃样酸和硫酸软骨素的粘多糖浸润使面部和眶周肿胀，怕冷显著；由于缺乏肾上腺能冲动，眼睑下垂；毛发稀疏、粗糙和干燥；皮肤干燥、粗糙、鳞状剥落和增厚。

致病原因： 原发性甲减多见，约占甲减症的96%。是由甲状腺本身的病变引起的。继发性甲减较少见，是由垂体疾病使TSH分泌减少引起的。第三性甲减较罕见，由于下丘脑产生促甲状腺激素释放激素(TRH)的减少，使得垂体的TSH的分泌减少而引起的。

☑ 宜食食物及功效

腐竹	鸡肉	鸡蛋	牛奶
鱼类	豆制品	新鲜水果	豆浆

供给足够的蛋白质

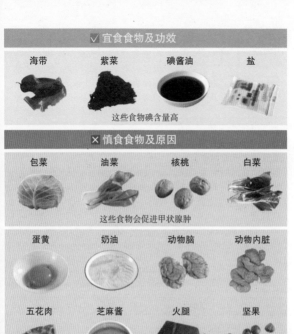

✓ 宜食食物及功效

| 海带 | 紫菜 | 碘酱油 | 盐 |

这些食物碘含量高

✕ 慎食食物及原因

| 包菜 | 油菜 | 核桃 | 白菜 |

这些食物会促进甲状腺肿

| 蛋黄 | 奶油 | 动物脑 | 动物内脏 |

| 五花肉 | 芝麻酱 | 火腿 | 坚果 |

这些食物高脂肪

🄐 生活一点通

甲状腺功能减退症是常见的内分泌疾病，多发于女性，女性甲减患者在妊娠期间，如果不能早期诊断和治疗，不但会造成流产、早产、围产期胎儿死亡等不良事件，更会影响到后代的智力发育。怀孕女性比普通人更容易发生甲减，在妊娠早期进行甲减筛查不仅有利于防止母亲出现健康问题，也有利于预防后代发生健康问题。

急性支气管炎

病症简介

急性支气管炎是病毒或细菌等病原体感染所致的支气管黏膜炎症，是婴幼儿时期的常见病，往往继发于上呼吸道感染之后，也常为肺炎的早期表现。秋、冬两季为发病季节，人群不分性别年龄，但是小儿最常见。

临床表现 起病时较急，很像感冒，病人感到疲倦、头痛、发热、全身酸痛，有刺激性干咳，伴胸骨后不适感或钝痛，1~2天后即咳痰，初为白色黏稠样，以后为黏液脓性，偶有痰中带血。这种症状通常在一周后逐渐消失。

致病原因： 引起本病的病毒有腺病毒、流感病毒、呼吸道合胞病毒、副流感病毒；细菌有流感嗜血杆菌、肺炎链球菌、链球菌、葡萄球菌等。吸入冷空气、粉尘、刺激性气体或烟雾等可以引起支气管黏膜的急性炎症。

☑ 宜食食物及功效

| 桔梗 | 紫苏 | 蜂蜜 | 黄瓜 |

| 冬瓜 | 丝瓜 | 大葱 | 芥菜 |

这些食物清淡

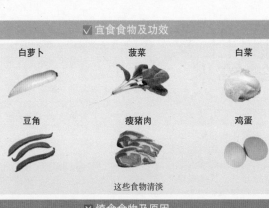

☑ 宜食食物及功效

白萝卜　　　　菠菜　　　　　白菜

豆角　　　　瘦猪肉　　　　鸡蛋

这些食物清淡

✕ 慎食食物及原因

肥肉　　香肠　　烤鸭　　炸鸡

这些食物油腻

薯片　　油条

这些食物高胆固醇

🍴 生活一点通

　　急性支气管炎患者注意调整好饮食，保证足够的能量摄入。水是痰液最好的生理稀释剂，每日最少饮2升水。如有发热，还需在此基础上增加适当饮水量。

慢性支气管炎

病症简介

慢性支气管炎是由于感染或非感染因素引起气管、支气管黏膜及其周围组织的慢性非特异性炎症。其病理特点是支气管腺体增生、黏液分泌增多。临床出现有连续两年以上，每持续三个月以上的咳嗽、咳痰或气喘等症状。

临床表现 清晨、夜间较多痰，呈白色黏液或浆液泡沫性，偶有血丝，急性发作并细菌感染时痰量增多且呈黄绿脓性痰。初咳嗽有力，晨起咳多，白天少，睡前常有阵咳，合并肺气肿咳嗽多无力。见于喘息型，支气管痉挛伴有哮鸣音者。以老年人多见。

致病原因: 化学气体如氯、一氧化氮、二氧化硫等烟雾，对支气管黏膜有刺激和细胞毒性作用。吸烟为慢性支气管炎最主要的发病因素。呼吸道感染是慢性支气管炎发病和加剧的另一个重要因素。

✓ 宜食食物及功效

花生	金橘	百合	佛手柑
白果	柚子	山药	猪肺

这些食物具有健脾养肺、补肾化痰的作用

✓ 宜食食物及功效

羊肉	狗肉	冰糖	银耳

这些食物具有健脾养肺、补肾化痰的作用

鸡蛋	鸡肉	瘦肉	牛奶

这些食物蛋白质含量高

✗ 慎食食物及原因

肥肉	香肠	糯米	海鲜

这些食物油腻黏糯、助湿生痰、性寒生冷

咸鱼	辣椒	胡椒	芥末

咖喱	生姜	大蒜	桂皮

这些食物辛辣刺激、过咸

胃、十二指肠溃疡

病症简介

胃、十二指肠溃疡是极为常见的疾病。它的局部表现是位于胃十二指肠壁的局限性圆形或椭圆形的缺损。患者有周期性上腹部疼痛、反酸、嗳气等症状。本病易反复发作，呈慢性病程。

临床表现

上腹部疼痛，可为钝痛、灼痛、胀痛或剧痛，也可表现为仅在饥饿时隐痛不适。典型者表现为轻度或中度剑突下持续性疼痛，可被制酸剂或进食缓解。临床上约有2/3的疼痛呈节律性。律性疼痛大多持续几周，随着缓解数月，可反复发生。

致病原因：感受外邪，内伤饮食，情志失调，劳倦过度，伤及于胃则胃气失和，气机郁滞(气滞血瘀，宿食停滞，胃气郁滞)则为胃络失于温养，胃阴不足。如果胃失濡养，则脉络拘急，气血运行不畅。

✓ 宜食食物及功效

| 馒头 | 米饭 | 米粥 | 鸡蛋汤 |

| 牛羊肉 | 豆制品 | 莲子 | 青枣 |

这些食物具有理气和胃、止痛的作用

✓ 宜食食物及功效

胡萝卜	扁豆	鲫鱼	墨鱼

这些食物具有理气和胃、止痛的作用

✗ 慎食食物及原因

酒	咖啡	酸泡菜	浓醋

辣椒	胡椒	浓茶	老竹笋

  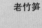

白菜	芥菜	芹菜	韭菜

辛辣刺激、煎炸、生冷的食物不宜多吃

〰 生活一点通

溃疡虽然容易治疗，但是容易复发，保持充足的睡眠、适度的运动及消除过度的紧张，是基本的方法。

脂肪肝

病症简介

脂肪肝是指由各种原因引起的肝细胞内脂肪堆积过多的病变。一般而言，脂肪肝属可逆性疾病，早期诊断并及时治疗常可恢复正常。

➕ 病症类型

肥胖性脂肪肝
酒精性脂肪肝
营养不良性脂肪肝
糖尿病脂肪肝

临床表现 脂肪肝的临床表现多样，轻度脂肪肝患者通常仅有疲乏感，而多数脂肪肝患者较胖，故更难发现轻微的自觉症状。中重度脂肪肝有类似慢性肝炎的表现，可有食欲不振、疲倦乏力、恶心、呕吐、体重减轻、肝区或右上腹隐痛等。

■ 致病原因： ①长期饮酒，致使肝内脂肪氧化减少。②长期摄入高脂饮食或长期大量吃糖、淀粉等碳水化合物，使肝脏脂肪合成过多。③肥胖，缺乏运动，使肝内脂肪输入过多。④糖尿病。⑤肝炎。⑥某些药物引起的急性或慢性肝损害。

✓ 宜食食物及功效

玉米	燕麦	海带	苹果

牛奶	红薯	黑芝麻	黑木耳

这些食物具有降低血清胆固醇的作用

山楂　　　　　何首乌　　　　　无花果

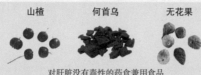

对肝脏没有毒性的药食兼用食品

葱　　　　姜　　　　　蒜　　　　辣椒

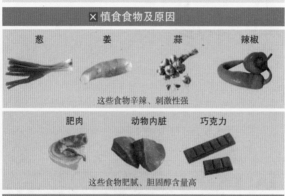

这些食物辛辣、刺激性强

肥肉　　　动物内脏　　　巧克力

这些食物肥腻、胆固醇含量高

生活一点通

如何改善脂肪肝

①绝对不能再喝酒，酒精是损害肝脏的第一杀手。

②减肥，营养过剩长期摄入过多的动物性脂肪、植物油、蛋白质和碳水化合物，减少体内的脂肪也是很重要的。

③尽量避免各种药物，有数十种药物与脂肪肝有关，如四环素、乙酰水杨素、糖皮质类固醇、合成雌激素、胺碘酮、硝苯地平、某些抗肿瘤药物及降脂药等，都可以导致脂肪在肝内积聚。

外科、骨科疾病

外科疾病是医学科学中一种以手术治疗为特点的临床疾病，主要由创伤、炎症、肿瘤、畸形等原因引起。骨科是外科中一个重要的分支，有时会被看作一个独立的科别。对于外科病患者来说，饮食调理对于术后恢复也很重要。

荨麻疹

荨麻疹，俗称风团或鬼风疙瘩，是由各种因素致使皮肤黏膜血管发生暂时性炎性充血与液体渗出，造成局部水肿的常见皮肤病。

＋病症类型

急性荨麻疹

慢性荨麻疹

丘疹状荨麻疹

临床表现： 皮肤瘙痒，随即出现风团，呈鲜红、苍白或皮肤色，少数病例亦有水肿性红斑。部分患者可伴有恶心、呕吐、头痛、头胀、腹泻等。急性变态反应，有时可伴有休克的症状。

致病原因： 可由各种内源性或外源性的复杂因素引起，但很多情况下不能确定具体的病因。食物、药物、感染、吸入异物、动物及植物因素（如昆虫叮咬、毒毛刺入）、精神因素（精神紧张或兴奋）、遗传因素、内脏和全身性疾病（如风湿热、类风湿性关节炎、系统性红斑狼疮）都可能引发荨麻疹。

✓宜食食物及功效

瘦肉	豆制品	白粥	面条

这些食物营养丰富、清淡、易消化

✓ 宜食食物及功效		
西红柿	胡萝卜	苹果

这些食物富含维生素 C

✕ 慎食食物及原因		
甲鱼	带鱼	虾

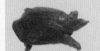

蟹

这些食物极易导致过敏

辣椒	肥肉	烤鸭

这些食物辛辣、油腻

湿疹

湿疹是由多种内、外因素引起的浅层真皮及表皮炎。其临床表现具有对称性、渗出性、瘙痒性、多形性和复发性等特点。

✚ 病症类型

急性湿疹
亚急性湿疹
慢性湿疹

临床表现 湿热型特点为发病迅速，皮肤灼热红肿，或见大片红斑、丘疹、水疱、渗水多，甚至黄水淋漓，黏而有腥味。血风型表现为全身起红丘疹，搔破出血，渗水不多，舌质红，苔薄白或薄黄，脉弦带数；脾湿型表现为皮肤黯淡不红，搔痒后见渗水，后期干燥脱屑，瘙痒剧烈。

▇ 致病原因： ①日光、湿热、干燥、搔抓、摩擦、化妆品、肥皂、皮毛、燃料、人造纤维等均可诱发湿疹。②内分泌、代谢及胃肠功能障碍，感染病灶等。③神经因素如忧虑、紧张、情绪激动、失眠、劳累等也可能导致湿疹。

✓ 宜食食物及功效

黄花菜

绿豆

苋菜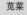

荠菜

水芹

西瓜

薏米

这些食物具有清热、利湿的作用

☑ 宜食食物及功效

西红柿汁 胡萝卜汁 新鲜蔬菜 柠檬

这些食物富含维生素和矿物质

☒ 慎食食物及原因

鱼 牛肉 黄鳝 羊肉

鸡肉 鸭蛋 虾 鸡蛋

葱 辣椒 茴香 咖喱

海鲜、发物、油腻食物和刺激性食物不宜多吃

食盐 雪里蕻 巧克力 荔枝

这些食物钠和糖含量高

183

痔疮

病症简介

痔疮是一种最常见的肛门疾病，包括内痔、外痔、混合痔，是肛门直肠底部及肛门黏膜的静脉丛发生曲张而形成的一个或多个柔软的静脉团的一种慢性疾病。

➕ 病症类型

内痔

外痔

混合痔

临床表现 外痔的症状以疼痛瘙痒为主，而内痔则以流血及便后痔疮脱出为主，内痔依严重程度再分为四期：仅有便血情形的为第 I 期；无论有无出血，便后有脱垂情形，但能自行回纳者为第 II 期；脱垂严重，必须用手推回肛门的为第 III 期；最严重的第 IV 期为痔疮平时也脱垂于肛门外。

致病原因： 通常当排便时持续用力，造成此处静脉内压力反复升高，静脉就会肿大。妇女在妊娠期，由于盆腔静脉受压迫，妨碍血液循环常会发生痔疮。无论内痔还是外痔，都可能发生血栓。在发生血栓时，痔中的血液凝结成块，从而引起疼痛。

✅ 宜食食物及功效

海带	韭菜	玉米	薯类

这些食物富含纤维素

香蕉	梨	蜂蜜	黑木耳

这些食物有润肠通便的作用

✓ 宜食食物及功效

黄瓜	苦瓜	西瓜	银耳

这些食物性味偏凉

✗ 慎食食物及原因

辣椒	大蒜	生姜	芥菜

这些食物辛辣、刺激性强

咖啡	巧克力	碳酸饮料

这些食物辛辣、刺激性强

羊肉	狗肉	榴莲

这些食物属于温性

〰 生活一点通

预防痔疮的妙方

生活要有规律；多进行体育锻炼；防治大便秘结，养成定时大便的习惯；保持肛周清洁；注意下身保暖；避免久坐久立；注意孕产期保健；常做提肛运动；自我按摩；尽早用药。

神经性皮炎

神经性皮炎是一种局限性皮肤神经功能障碍性皮肤病，和中医所谓的牛皮癣、摄领疮相似，是以阵发性瘙痒和皮肤苔藓化为特征的慢性皮肤炎症。

＋病症类型

局限性神经性皮炎

弥漫性神经性皮炎

临床表现 本病初发时，仅有瘙痒感，而无原发损伤，由于搔抓及摩擦，皮肤逐渐出现粟粒至绿豆大小的扁平丘疹，圆形或多角形，坚硬而有光泽，呈淡红色或正常皮色，散在分布。因有阵发性剧痒，患者经常搔抓，丘疹逐渐增多，日久则融合成片，肥厚、苔藓样变，表现为皮纹加深、皮嵴隆起，皮损变为暗褐色，干燥，有细碎脱屑。斑片样皮损边界清楚，边缘可有小的扁平丘疹，孤立散在。

致病原因： 西医认为与精神因素、胃肠道功能障碍、内分泌功能紊乱、体内慢性感染和局部的外来刺激有关。中医认为其由风湿蕴肤、经气不畅所致。

✓ 宜食食物及功效

马兰头	芹菜	枸杞	马齿苋

苦瓜	菜瓜	丝瓜	冬瓜

这些食物具有清热解毒、清热泻火、清利湿热的作用

☑宜食食物及功效

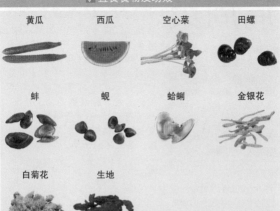

黄瓜　西瓜　空心菜　田螺

蚌　蚬　蛤蜊　金银花

白菊花　生地

这些食物具有清热解毒、清热泻火、清利湿热的作用

✕慎食食物及原因

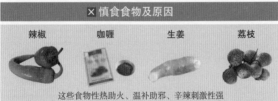

辣椒　咖喱　生姜　荔枝

这些食物性热助火、温补助邪、辛辣刺激性强

螃蟹　牛肉　羊肉　肥肉

肥甘厚腻、助湿生热、温热发物食品不宜多吃

肩周炎

病症简介

肩周炎是肩关节周围肌肉、肌腱、滑囊和关节囊等软组织的慢性无菌性炎症。炎症导致关节内外粘连，从而影响肩关节的活动。

✚ 病症类型

肩周滑液囊病变性肩周炎
盂肱关节腔病变性肩周炎
肌腱、腱鞘的退化性病变性肩周炎

临床表现 肩部疼痛难忍，尤以夜间为甚，睡觉时常因肩怕压而取特定卧位，翻身困难，影响入睡。肩关节活动受限，影响日常生活。端碗用筷以及穿衣提裤也感到困难等。病重时生活不能自理，日久者可见患肢肌肉萎缩，患肩比健肩略高耸、短窄，肩周有压痛点。局部肌肉粗钝变硬，肩关节活动范围明显受限，甚至不能活动。

致病原因： 因年老体衰，全身退行性变，活动功能减退，气血不旺盛，肝肾亏虚，复感风寒湿邪的侵袭，久之筋凝气聚、气血凝涩、筋脉失养、经脉拘急而发病。

✓ 宜食食物及功效

薏米	木瓜	葱白	花椒

豆卷	樱桃	豆浆

这些食物具有温通经脉、祛风散寒、除湿镇痛的作用

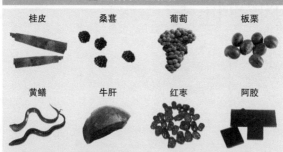

桂皮　桑葚　葡萄　板栗

黄鳝　牛肝　红枣　阿胶

静养期间则应以补气养血或滋养肝肾等扶正法为主

× 慎食食物及原因

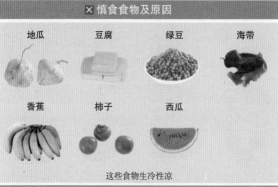

地瓜　豆腐　绿豆　海带

香蕉　柿子　西瓜

这些食物生冷性凉

生活一点通

　　按摩治疗是一项有效的治疗方法，贵在坚持，动作由轻到重，不能急于求成，急性期需待症状缓解后再施以手法。

　　康复措施中的几项锻炼方法，不要一次完成，可交替进行。

风湿性关节炎

病症简介

风湿性关节炎是一种常见的急性或慢性结缔组织炎症，可反复发作并累及心脏。临床以关节和肌肉游走性酸楚、重著、疼痛为特征，属变态反应性疾病，是风湿热的主要表现之一，多以急性发热及关节疼痛起病。

临床表现 肢体关节、肌肉、筋骨发生疼痛、酸麻、沉重、屈伸不利，受凉及阴雨天加重，甚至关节红肿、发热等。一年四季均有，阴雨天会加重。疼痛游走不定，一段时间是这个关节发作，一段时间是那个关节不适，但疼痛持续时间不长，几天就可消退。

致病原因： 为机体正气虚，阳气不足，卫气不能固表，以及外在风、寒、湿三邪相杂作用于人体，侵犯关节所致。此外，本病病人HLA－DRwu抗原检出率明显升高，提示发病与遗传有关。

✓ 宜食食物及功效

西红柿	土豆	红薯	白菜
苹果	牛奶	玉米	花菜

这些瓜果蔬菜及碱性食物富含维生素和钾盐

✓ 宜食食物及功效

赤小豆	丝瓜	绿豆	梨

这些食物具有清热利尿的作用

✕ 慎食食物及原因

牛肉	动物内脏	鹅肉	鹌鹑

这些食物含嘌呤多

狗肉	螃蟹	虾	咖啡

这些食物具有高热量和高脂肪

荔枝	桂皮	茴香	花椒

白酒	啤酒	人参

这些食物具有辛辣温补性

妇科疾病

女性生殖系统的疾病即为妇科疾病。妇科疾病是女性常见病、多发病。但由于许多人对妇科疾病缺乏应有的认识，缺乏对身体的保健，导致一些女性疾病缠身，且久治不愈，给正常的生活、工作带来极大的不便。

月经失调

病症简介

月经失调，也称月经不调，表现为月经周期或出血量的异常，或是月经前、经期时的腹痛及全身症状。

✚ 病症类型

血虚型月经不调
肾虚型月经不调
血寒型月经不调
气郁型月经不调

临床表现 ①规则子宫出血，包括月经过多或持续时间过长；月经过少，经量及经期均少；不规则出血。②功能性子宫出血，由内分泌调节系统失调所引起的子宫异常出血。③绝经后阴道出血，指月经停止6个月后的出血，常由恶性肿瘤、炎症等引起。④闭经，指从未来过月经或月经周期已建立后又停止3个周期以上。

致病原因： ①情绪异常，长期的精神压抑、生闷气或遭受重大精神刺激和心理创伤。②寒冷刺激，经期受寒冷刺激，会使盆腔内的血管过分收缩。③节食过度，机体能量摄入不足。④嗜烟酒。

✔ 宜食食物及功效

小麦	玉米	紫糯米	豆制品

这些主食及豆类营养价值高

猪肉

猪皮

牛肉

羊肉

兔肉

鸡肉

鱼类

蛋类

多吃肉蛋奶类食物对健康有好处

油菜

小白菜

包菜

菠菜

苋菜

芹菜

莲藕

芥菜

胡萝卜

花菜

柿子椒

西红柿

这些蔬菜富含维生素

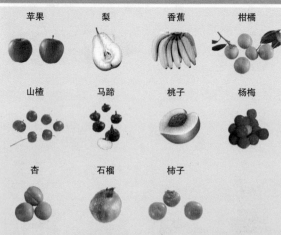

✓ 宜食食物及功效

苹果　　　梨　　　香蕉　　　柑橘

山楂　　　马蹄　　　桃子　　　杨梅

杏　　　石榴　　　柿子

这些水果富含维生素、糖分、水分和矿物质

✗ 慎食食物及原因

螃蟹　　　田螺　　　蚌肉　　　黄瓜

莴笋　　　西瓜　　　冷饮

这些食物性味寒凉

194

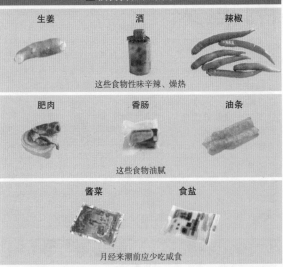

✕ 慎食食物及原因

生姜　　　　　酒　　　　　辣椒

这些食物性味辛辣、燥热

肥肉　　　　香肠　　　　油条

这些食物油腻

酱菜　　　　　食盐

月经来潮前应少吃咸食

⚡ 生活一点通

自我按摩缓解月经不调

　　先仰卧，以右手鱼际先揉按腹部的气海穴约1分钟，再以右手拇指指腹罗纹面依次点按双侧下肢的三阴交穴，每穴点按1分钟，最后用一只手手掌按摩小腹部约1分钟。改俯卧，双手手掌在腰骶部上下往返反复按摩2分钟，再用双手拇指端依次点按肾俞、命门等穴各30秒钟，直到稍感酸胀，最后以双手五指同时提拿双侧肾俞穴各3次。此外，经期勿提重物及做剧烈运动以免下腹部用力，造成经血过多或延长，但做适度温和的运动，可放松肌肉促进血液循环，阻止水分滞留，更可以促使大脑分泌脑内啡（这是一种使人全身舒畅的天然鸦片）。

195

阴道炎

临床表现 白带增多且呈黄水样，感染严重时分泌物可转变为脓性并有臭味，偶有点滴出血症状。有阴道灼热下坠感、小腹不适，常出现尿频、尿痛。阴道黏膜发红、轻度水肿、触痛，有散在的点状或大小不等的片状出血斑，有时伴有表浅溃疡。

　　阴道炎是阴道黏膜及黏膜下结缔组织的炎症。临床上以白带的性状发生改变及外阴瘙痒灼痛为主要特点，可有尿痛、尿急等症状。

＋病症类型

非特异性阴道炎

霉菌性阴道炎

滴虫性阴道炎

□ **致病原因：** 正常健康妇女，由于解剖学及生物化学特点，阴道对病原体的侵入有自然防御功能，当阴道的自然防御功能遭到破坏时，则病原体易于侵入，导致阴道炎症。幼女及绝经后妇女由于雌激素缺乏，阴道pH值高达7左右，故阴道抵抗力低下，比青春期及育龄妇女易受感染。

☑ 宜食食物及功效

薏米粥　　　绿豆汤　　　荞麦粥

多食这些清淡食物，以免酿生湿热或耗伤阴血

✕ 慎食食物及原因

螃蟹　　　辣椒　　　羊肉　　　狗肉

这些食物生冷、辛辣温热、刺激性强

不孕症

病症简介

不孕症是指婚后有正常性生活，未避孕，同居2年而未能怀孕者，一般指女性而言。目前也有将期限定为1年的说法。

＋病症类型
原发性不孕症
继发性不孕症

临床表现 ①原发性不孕症的临床表现是婚后未避孕而从未受孕为原发性不孕。②继发性不孕症的临床表现是曾有过妊娠而后并未避孕，连续2年以上不孕。

致病原因： ①排卵功能障碍，月经周期中无排卵，或排卵后黄体功能不健全。②生殖器官先天性发育异常或后天性生殖器官病变，妨碍精子与卵子相遇。③免疫学因素，女性生殖道或血清中存在有抗精子抗体，导致不孕或不育。④性生活失调，性知识缺乏，全身系统性疾病及不明原因等引起不孕。

✓ 宜食食物及功效

鸡蛋	青枣

这些食物富含蛋白质、维生素和矿物质元素

✗ 慎食食物及原因

酒	大蒜	葵花子	咖啡

这些食物对怀孕有不良影响

外阴瘙痒

外阴及阴道瘙痒，甚则痒痛难忍，坐卧不宁，或伴带下增多。常系阵发性发作，也可为持续性的，一般夜间加剧，无原因的外阴瘙痒一般仅发生在生育年龄或绝经后妇女，多波及整个外阴部，但也可能仅局限于某部或单侧外阴，但局部皮肤和黏膜外观正常，或仅有因搔抓过度而出现的抓痕。

病症简介

外阴瘙痒是外阴各种不同病变所引起的一种症状，但也可发生于外阴完全正常者，一般多见于中年妇女，当瘙痒加重时，患者多坐卧不安，以致影响生活和工作。

✚ 病症类型

婴幼儿外阴瘙痒
老年人外阴瘙痒

■ **致病原因：** 因肝肾阴虚，精血亏损，外阴失养而致阴痒，或因肝经湿热下注，带下浸渍阴部，或湿热生虫，虫蚀阴中以致阴痒所致。

☑ 宜食食物及功效

牛奶	豆类	鱼类	蔬菜

水果	粳米	糯米	莲子

这些食物具有调补肝肾、滋阴降火、清热利湿、解毒止痒的作用

☑ 宜食食物及功效

百合

红枣

桂圆

板栗

黑芝麻

核桃仁

动物肝脏

蛋类

这些食物具有调补肝肾、滋阴降火、清热利湿、解毒止痒的作用

☒ 慎食食物及原因

辣椒

花椒

猪油

肥猪肉

奶油

牛油

巧克力

酒

糖果

甜点

蛋糕

这些食物辛辣温燥、性热助火

急性乳腺炎

急性乳腺炎是乳腺的急性化脓性感染，是乳腺管内和周围结缔组织炎症，多发生于产后哺乳期的妇女，尤其是初产妇更为多见。哺乳期的任何时间均可发生，但以产后3~4周最为常见，故又称产褥期乳腺炎。

临床表现 起病时常有高热、寒战等全身中毒症状，患侧乳房体积增大，局部变硬，皮肤发红，有压痛及搏动性疼痛。患侧的腋淋巴结常有肿大，白细胞计数增高。脓肿的临床表现与其位置的深浅有关，位置浅时，早期有局部红肿、隆起，而深部脓肿早期时以局部疼痛和全身性症状为主。

致病原因： ①乳头有破裂，细菌乘机而入，引起乳腺发炎。②初产妇缺乏哺乳经验，哺乳时往往不让婴儿将乳汁吸尽，而乳腺内剩余的乳汁正好为细菌提供了丰富的营养，给细菌的生长繁殖创造了条件，这样容易引起乳腺发炎。

✓ 宜食食物及功效

柑橘	丝瓜	西红柿	菊花

这些食物具有清热通乳的作用

胡萝卜	木耳	银耳	香菇

这些蔬菜水果味甘淡、性平

✓ 宜食食物及功效

无花果	葡萄	石榴	苹果

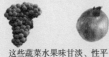

这些蔬菜水果味甘淡、性平

白菜	黄瓜	海带	紫菜

苦瓜	马蹄	罗汉果

这些蔬菜水果味甘、淡、苦，性凉

✗ 慎食食物及原因

辣椒	白酒	烤肉	海鲜

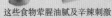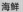

这些食物荤腥油腻及辛辣刺激

韭菜	香菜	荔枝	桂圆

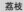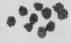

这些性温食物体质偏热或有阴虚内热者不适用

201

闭经

病症简介

以女子年逾18周岁，月经尚未来潮，或已来潮、非怀孕而又中断3个月以上为主要表现的月经病称为闭经。

✚ 病症类型

原发性闭经

继发性闭经

临床表现 年过16岁，第二性征已经发育尚未来经者或者年龄超过14岁第二性征没有发育者为原发性闭经，月经已来潮又停止6个月或3个周期者为继发性闭经。

致病原因： 1处女膜闭锁：由于泌尿生殖窦上皮未向外阴、前庭贯穿所致。常在青春期发现有周期性腹痛，亦有因阴道宫腔积血而形成下腹包块，严重可引起尿频、尿潴留及便泌等压迫症状。2先天性无阴道：副中肾管发育停滞未向下延伸所致。卵巢正常，如合并先天性无子宫或痕迹子宫为女性生殖道畸形综合征。3先天性无子宫：副中肾管中段及尾部未发育所致。

宜食食物及功效

瘦肉	动物肝脏	蛋类	柑橘

山楂	桃子	丝瓜

这些食物具有补血养血、调经的作用

羊肉	红枣	桂圆	黄花菜

这些食物具有补血养血、调经的作用

✗慎食食物及原因

肥肉	海带	海鱼	螺

这些食物有助湿生痰、影响气血运行的作用

梅	酸杏	海鱼

这些食物酸涩、收敛，导致气血运行不畅

鹿茸	人参	阿胶

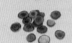

这些食物可能导致气血运行不畅

🔥生活一点通

闭经的预防和调护

尽量减少宫腔手术，能有效预防闭经。闭经与七情内伤关系密切，宜调节情志。正确处理产程，防止产时、产后大出血。

男科疾病

男性常见疾病包括前列腺疾病、性功能障碍、不孕不育、阳痿、早泄、遗精、肾虚、睾丸炎、龟头炎、包皮包茎等。男性常见疾病一般用药物治疗效果不是很明显，配合饮食的调补才能尽早地、没有副作用地解决问题。

阳痿

病症简介

阳痿是指男性阴茎勃起功能障碍，表现为男性在有性欲的情况下，阴茎不能勃起或能勃起但不坚硬，不能进行性交活动。

✚ 病症类型

完全性阳痿
不完全性阳痿
原发性阳痿

临床表现 ①阴茎不能完全勃起或勃起不坚，不能顺利完成正常的性生活。②偶有发生阳痿，可能是一时紧张或劳累所致，不属于病态。③阳痿虽然频繁发生，但于清晨或自慰时阴茎可以勃起并可维持一段时间。

致病原因： ① 精神方面的因素，因某些原因产生紧张心情。② 手淫成习，性交次数过多，使勃起中枢经常处于紧张状态。③ 阴茎勃起中枢发生异常，可致阳痿。④ 一些重要器官患严重疾病时。⑤ 患脑垂体疾病、睾丸因损伤或疾病被切除以后，患肾上腺功能不全或糖尿病的病人，都会发生阳痿。

☑ 宜食食物及功效

狗肉	羊肉	鹿肉	麻雀肉

这些食物具有益肾壮阳的作用

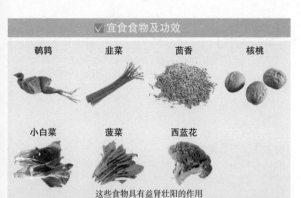

鹌鹑　　　韭菜　　　茴香　　　核桃

小白菜　　菠菜　　　西蓝花

这些食物具有益肾壮阳的作用

× 慎食食物及原因

咖啡　　碳酸饮料　　浓茶　　　酒

这些饮品降低性能力

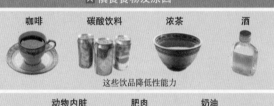

动物内脏　　　肥肉　　　奶油

这些食物肥腻、过甜、过咸

生活一点通

阳痿的治疗方法

①海绵体内注射血管活性药物。

②阴茎假体植入手术。

早泄

早泄是指男子在阴茎勃起之后，未进入阴道之前或正当纳入以及刚刚进入而尚未抽动时便已射精，阴茎也随之疲软并进入不应期。

✚ 病症类型

①习惯早泄

②年老性早泄

③偶见早泄

临床表现 性交时未接触或刚接触到女方外阴，抑或插入阴道时间短暂，尚未达到性高潮便射精，随后阴茎疲软，双方达不到性满足即泄精而萎软。同时伴随精神抑郁、焦虑或头晕、神疲乏力、记忆力减退等全身症状。

■ 致病原因： 早泄多半是由于大脑皮层抑制过程的减弱、高级性中枢兴奋性过高、对脊髓初级射精中枢的抑制过程减弱以及骶髓射精中枢兴奋性过高所引起。

✔ 宜食食物及功效

狗肉	羊肉	羊肾	狗肾

鹿肉	鹿鞭	牛鞭

食用壮阳益精类食品，保证肾精充满

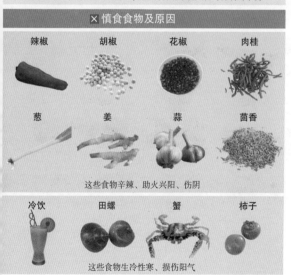

✓宜食食物及功效			
青枣	葡萄	蜂蜜	芝麻
核桃	韭菜	山药	

蔬菜和水果，特别是维生素 B_1 能维持神经系统兴奋与抑制的平衡

✕慎食食物及原因			
辣椒	胡椒	花椒	肉桂
葱	姜	蒜	茴香

这些食物辛辣、助火兴阳、伤阴

冷饮	田螺	蟹	柿子

这些食物生冷性寒、损伤阳气

✕ 慎食食物及原因

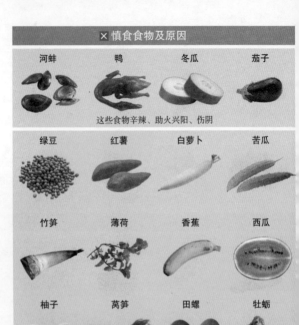

河蚌　　鸭　　冬瓜　　茄子

这些食物辛辣、助火兴阳、伤阴

绿豆　　红薯　　白萝卜　　苦瓜

竹笋　　薄荷　　香蕉　　西瓜

柚子　　莴笋　　田螺　　牡蛎

这些食物生冷性寒、损伤阳气

💡 生活一点通

①加强夫妻思想和感情的交流，将有助于克服不良心理。

②做足同房前的爱抚、吻吻准备。

③改变同房时间。将性生活安排在睡醒时，身体疲劳已解除，精力旺盛，同房质量会提高。

前列腺肥大

病症简介

前列腺肥大是一种退行性病变，一般成年男性30~40岁时，前列腺就开始有不同程度的增生，50岁以后就出现症状。

+ 病症类型

侧叶增生

后联合或中叶增生

侧叶、中叶增生

颈叶及颈下叶增生

临床表现①尿频、尿急。是一种早期症状。日间及夜间排尿次数增多，且逐步加重。②排尿困难。开始表现排尿踌躇，要等待好久才能排出。③尿失禁。多为晚期症状，特别是夜间患者熟睡时，盆底骨骼松弛，更易使尿液自行流出。④血尿。膀胱颈部的充血或膀胱伴发炎症、结石肿瘤。

■ 致病原因： 这是由于前列腺组织增生，使前列腺功能紊乱，反馈性引起睾丸功能一时性增强所致。性生活会加重前列腺肥大，性生活本身使前列腺长时间处于充血状态，引起和加重前列腺肥大。

✓ 宜食食物及功效

南瓜子

葵花子

西蓝花

菠菜

服食种子类食物　　　　　　　　新鲜水果、蔬菜

胡萝卜

青椒

梨

苹果

新鲜水果、蔬菜

✓ 宜食食物及功效

西瓜　　　马蹄　　　柚子　　　小麦

糙米　　　牛肉　　　鸡蛋

新鲜水果、蔬菜

蜂蜜　　　绿豆

利尿通便的作用

★ 小贴士

黄豆对改善男性的骨质流失十分有效。男性过了60岁，骨质会开始流失，情况和更年期妇女一样严重。多吃黄豆可以补充卵磷脂。

✗ 慎食食物及原因

白酒　　　咖啡　　　柑橘　　　橘汁

饮烈酒及食酸性强的食物影响身体健康

辣椒　　　葱　　　姜　　　蒜

这些调味品辛辣、刺激性强

胡椒　　　　茴香　　　　白糖　　　　精制面粉

这些调味品辛辣、刺激性强　　　　这些食品加工过于精致

✓ 生活之宜

① 放松心情，减轻生活压力。

② 适当控制性生活频率，做到适度，既不纵欲也不控欲。

③ 保持会阴部清洁，经常洗温水澡。

× 生活之忌

① 憋尿。

② 受寒。

③ 无节制行房事。

生活一点通

　　男性阴部通风差，容易藏污纳垢，局部细菌常会乘虚而入，这样就会导致前列腺炎、前列腺增生症、性功能下降等，因此，坚持清洗会阴部是前列腺增生症护理的一个重要环节。清洗要习惯用温水洗，经常洗温水澡可以疏解肌肉与前列腺的紧张，对前列腺增生症患者十分有好处。

　　本症发展缓慢，病程长，若能从中年开始预防效果更好。除采取上述措施外，还应防止性生活过度，尤其要警惕性交中断行为。据临床观察，多数患者只要能坚持自我保健措施和注意及时治疗，效果均很好。反之，不能长期坚持的效果不理想。

男性不育症

病症简介

指夫妇婚后同居 2 年以上，未采取避孕措施而未受孕，其原因属于男方者，亦称男性生育力低下。

➕ 病症类型

绝对不育
相对不育

临床表现 原发性男性不育是指一个男子从未使一个女子受孕。继发性男性不育是指一个男子曾经使一个女子受孕，而近 12 个月有不避孕性生活史而未受孕，这种不育有较大的可能性恢复生育能力。

致病原因： 引起男性不育的常见原因包括先天发育异常、遗传、精液异常、精子不能入阴道、炎症、输精管阻塞、精索静脉曲张、精子生成障碍、纤毛不动综合征、精神心理性因素和免疫、营养及代谢性因素等。

☑ 宜食食物及功效

山药

鳝鱼

白果

海参

花生

核桃

芝麻

这些食物补肾益精

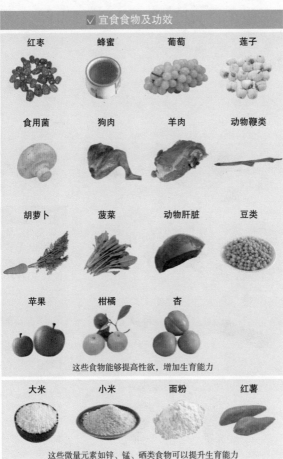

红枣　　　蜂蜜　　　葡萄　　　莲子

食用菌　　狗肉　　　羊肉　　　动物鞭类

胡萝卜　　菠菜　　　动物肝脏　豆类

苹果　　　柑橘　　　杏

这些食物能够提高性欲，增加生育能力

大米　　　小米　　　面粉　　　红薯

这些微量元素如锌、锰、硒类食物可以提升生育能力

213

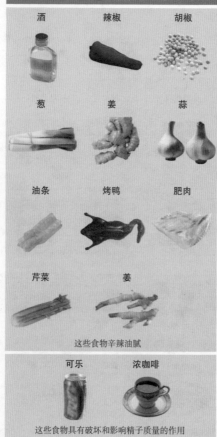

酒　　辣椒　　胡椒　　咖喱

葱　　姜　　蒜　　肉桂

油条　　烤鸭　　肥肉

芹菜　　姜

这些食物辛辣油腻

可乐　　浓咖啡

这些食物具有破坏和影响精子质量的作用

★ 小贴士

　　野味、鱼类等水产品富有人体所需的各种营养成分，特别是蛋白质比素食类高得多。饮食不必赶潮流，工薪阶层收入有限，应注意价格效益之比，要讲科学，用有限的钱购买尽可能多的对生育有价值的营养品。

① 养成良好的生活习惯，注意个人卫生，特别是外生殖器的卫生。

② 调养好身体和心理，保持精力旺盛，心情愉悦。

③ 掌握一定的性知识，了解男性生理特征和保健知识。

① 接触放射性、污染物质和有毒物品。

② 长时间骑自行车、泡热水澡、穿牛仔裤引起睾丸温度升高。

① 内分泌治疗。

② 生殖道炎症的治疗：目前主张联合应用抗生素与抗炎类药物，治疗的效果较好。

③ 免疫治疗：应用外科手术切除生殖管道局部的损伤病灶，减少抗精子抗体的产生，同时使用免疫制剂，可取得较好疗效。

④ 外科治疗：现已广泛用于临床的有输精管的显微外科吻合术、附睾管与输精管的显微外科吻合术。

⑤ 人工授精：应用各种物理和生物化学技术处理精液，提高精子受孕能力，进行人工授精。

⑥ 补充锌、硒治疗：锌元素可以维持和助长男性性技能、提高精子数量。缺锌会使男性性激素分泌减少，从而使性功能不全、睾丸缩小，从而影响精子的生成、成熟，最终使得精子数目减少、活力下降、精液液化延迟。硒元素是精浆中过氧化物酶的重要组成部分，当精液中硒元素含量降低时，这个酶的活性就降低，不能抑制精子细胞膜脂质过氧化反应，造成精子损伤，死精增多，活性下降。

遗精

病症简介

指男性在没有性交的情况下精液自行泻出的现象。

➕病症类型

梦遗型遗精
滑精型遗精
生理性遗精

临床表现 ①梦遗是指睡眠过程中，在睡梦中遗精。②滑精又称"滑泄"，指夜间无梦而遗或清醒时精液自动滑出的病症。③生理性遗精是指未婚青年或婚后分居，无性交的射精，一般2周或更长时间遗精1次，阴茎勃起功能正常，可以无梦而遗，也可有梦而遗。

致病原因： 中医将精液自遗现象称遗精或失精。有梦而遗者名为"梦遗"，无梦而遗，甚至清醒时精液自行滑出者为"滑精"。多由肾虚精关不固，或心肾不交，或湿热下注所致。常见病机有肾气不固、肾精不足而致肾虚不藏。可由劳心过度、妄想不遂造成。

✓宜食食物及功效

龙骨粥　　　　　鸡蛋三味汤　　　　莲子百合煲猪肉

这些汤粥类食物高蛋白、营养丰富

 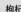

山药　　　　莲心　　　　枸杞　　　　核桃

这些食物具有补肾固精、滋补强壮的作用

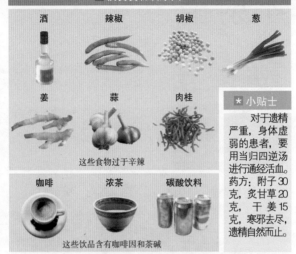

✕ 慎食食物及原因

酒　　　辣椒　　　胡椒　　　葱

姜　　　蒜　　　肉桂

这些食物过于辛辣

咖啡　　　浓茶　　　碳酸饮料

这些饮品含有咖啡因和茶碱

★ 小贴士

对于遗精严重，身体虚弱的患者，要用当归四逆汤进行通经活血。药方：附子30克，炙甘草20克，干姜15克，寒邪去尽，遗精自然而止。

生活一点通

不要将正常的生理现象视为疾病，千万不要为此忧心忡忡，背上思想包袱，自寻烦恼。

有遗精现象的男性不要过分紧张。遗精时不要中途忍精，不要用手捏住阴茎不使精液流出，以免败精贮留精宫，引起其他疾病。遗精后不要受凉，更不要用冷水洗涤，以防寒邪乘虚而入。

适当参加体育活动、体力劳动和文娱活动，增强体质，陶冶情操，转移注意力，缓解焦虑情绪。

少进烟、酒、茶、咖啡、葱蒜辛辣等刺激性物品。不用过热的水洗澡，睡时宜屈膝侧卧位，被褥不宜过厚，内裤不宜过紧。

遗精发生后，应在医生指导下进行相关检查，找出致病原因，及时治疗。

217

不射精

不射精症指阴茎虽然能正常勃起和性交，但达不到性高潮和获得性快感，不能射精；或在其他情况下可射精，而在阴道内不射精。

＋病症类型

功能性不射精症
器质性不射精症

临床表现 ①非性生活时有遗精现象，且性交时间能维持很久而不疲软，在性交过程中不能达到性高潮或射精，没有射精动作，也没有精液排出体外，或即使有性高潮的感受，但既无射精动作，也无精液排出体外。②性生活时没有射精动作，在任何情况下都不排精，并有与原发疾病相应的症状体征，如前列腺炎、精囊腺结核或肿瘤引起的精道梗阻。

致病原因： ① 缺乏性知识。② 夫妻双方感情不和等精神因素。③ 对性生活的刻意克制。④ 男性包皮过长。

✓ 宜食食物及功效

狗肉	羊肉	狗肾	羊肾

海参	虾	淡菜	泥鳅

这些食物具有温补下元、益精兴阳的作用

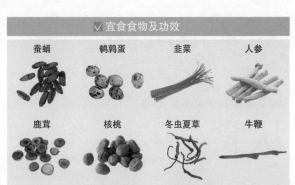

✓ 宜食食物及功效

| 蚕蛹 | 鹌鹑蛋 | 韭菜 | 人参 |

| 鹿茸 | 核桃 | 冬虫夏草 | 牛鞭 |

这些食物具有温补下元、益精兴阳的作用

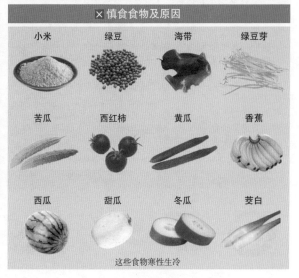

✕ 慎食食物及原因

| 小米 | 绿豆 | 海带 | 绿豆芽 |

| 苦瓜 | 西红柿 | 黄瓜 | 香蕉 |

| 西瓜 | 甜瓜 | 冬瓜 | 茭白 |

这些食物寒性生冷

儿童疾病

在临床上，小儿与成人有很多不同之处，年龄越小，差别越大。儿科的常见疾病药物治疗虽然效果明显，但是容易对儿童尚未发育完全的器官造成一定的伤害，因此，饮食调理对疾病的治疗就显得十分重要了。

厌食

病症简介

厌食是指小儿较长时期见食不贪、食欲不振，甚至拒食的一种常见病症。如果长期得不到矫正，会引发营养不良和发育迟缓、畸形。

+ 病症类型

积滞不化型厌食
胃阴不足型厌食
脾胃气虚型厌食

临床表现 临床以不思饮食、食量较同龄正常儿童明显减少、对进食表示反感、病程一般持续2个月以上为特征。城市儿童发病率较高，一般经治疗后可好转。少数长期不愈者可影响儿童的生长发育。

致病原因： ①不良的饮食习惯。过多地吃零食打乱了消化活动的正常规律，会使小儿没有食欲。吃饭时不专心，对进食缺乏兴趣和主动性。②饮食结构不合理。主副食中的肉、鱼、蛋、奶等高蛋白食物多，蔬菜、水果、谷类食物少，冷饮、冷食、甜食吃得多。③家长照顾孩子进食的方法态度不当。④疾病影响。

✓ 宜食食物及功效

紫菜	海带	菠菜	苋菜

这些食物富含钾元素

✓ 宜食食物及功效

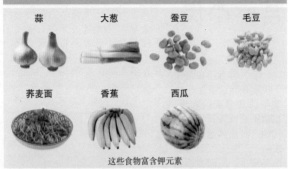

蒜　　　　大葱　　　　蚕豆　　　　毛豆

荞麦面　　　香蕉　　　　西瓜

这些食物富含钾元素

✕ 慎食食物及原因

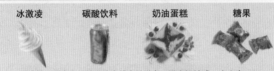

冰激凌　　　碳酸饮料　　奶油蛋糕　　糖果

冷饮、甜食会导致血液中糖含量增高，没有饥饿感，应少食

生活一点通

　　当孩子不爱吃饭时，家长往往很紧张，千方百计让孩子多吃一口。其实，在孩子食欲不振时少吃一顿并无多大妨碍，反而可借此让已疲劳的消化腺有一个休整机会，这样对儿童消化功能的恢复是有好处的。多数孩子饿了自然会产生食欲，自然会吃。有些父母担心孩子营养不良，强迫孩子多吃，并严厉训斥，这对孩子的机体和个性都是一种可怕的压制，可能会使孩子形成逆反心理，认为进食是极不愉快的事，逐渐形成顽固性厌食。

营养不良

病症简介

　　小儿营养不良是由于摄食不足，或由于食物不能充分吸收利用，以致不能维持正常能量代谢，出现体重不增加或减少、生长发育停滞、脂肪减少、肌肉萎缩的一种慢性营养缺乏症。

✚ 病症类型

原发性营养缺乏病
继发性营养缺乏病

临床表现 ①情绪变化：当孩子情绪发生异常时，应警惕体内某些营养素缺乏。②行为反常：孩子不爱交往，行为孤僻，动作笨拙。③过度肥胖。④其他：早期营养不良症状还有恶心、呕吐、厌食、便秘、腹泻、睡眠减少、口唇干裂、口腔炎、皮炎、共济失调、舞蹈样动作、肌无力等。

致病原因：①喂养方法不当：配奶方法不对，热量、蛋白质、脂肪长期供应不足。②疾病因素：孩子体质差，反复发生感冒、消化不良、慢性消耗性疾病，会增加机体对营养物质的需要量。③孩子生长发育过快，而各种营养物质不能供应上，造成供不应求。

✓ 宜食食物及功效

乳类	鱼	鸡肉	肉类

摄入生理需求的蛋白质和热量

动物肝脏	虾皮	果汁	坚果

及时添加富含维生素 D 和钙的辅助食品

牛奶	鸡蛋	豆腐	绿叶蔬菜

米粥	山楂	鳗鱼	鹌鹑

1 岁以上的幼儿应全面提高饮食质量，每天固定摄食

豆类	花生	玉米	西瓜

这些寒凉和不易消化的食物可导致小儿腹泻、加重营养不良症状

烤鸭	肥肉	巧克力	糖果

煎、炸、熏、烤和肥腻、过甜的食物不宜多吃

芝麻	芝麻油	葱	姜

香气浓郁的调味料，应少用

小儿腹泻

临床表现 轻微的腹泻多数由饮食不当或肠道感染引起，病儿精神较好，无发热和精神症状；较严重的腹泻多为致病性大肠杆菌或病毒感染引起，大多伴有发热、烦躁不安、精神萎靡、嗜睡等症状。

病症简介
　　小儿腹泻是各种原因引起的以腹泻为主要临床表现的胃肠道功能紊乱综合征。发病年龄多在2岁以下，1岁以内者约占50%。

✚ 病症类型

单纯性腹泻
重型腹泻

■ 致病原因： ①非感染性因素包括：小儿消化系统发育不良，对食物的耐受力差，不能适应食物质和量的较大变化等，因而诱发腹泻。②感染性因素是指由多种病毒、细菌、真菌、寄生虫引起的，可通过污染的日用品、手、玩具或带菌者传播。

✅ 宜食食物及功效

糖盐水	盐稀饭	盐米汤	酸奶

补充患儿体内流失的水分

❌ 慎食食物及原因

菠萝	柠檬	白菜	竹笋

含有维生素的水果和蔬菜

小儿多汗

小儿多汗即汗腺分泌量过多，无故流汗量大，甚至在安静状态下大量流汗。可分生理性多汗和病理性多汗。

＋病症类型

生理性多汗
病理性多汗

临床表现 ①身体虚弱的小儿在白天过度活动，晚上入睡后往往多汗，但深睡后汗逐渐消退。②病理性多汗往往在儿童安静状态出现，也可见全身或大半身大汗淋漓或出汗不止。

致病原因： ①生理性多汗多见于天气炎热、室温过高、穿衣或盖被过多、婴儿于寒冷季节包裹过多或体内供热和产热过多（如快速进热食、剧烈运动后）等。②病理性多汗多见于佝偻病、结核病、内分泌疾病、结缔组织病、苯丙酮尿症。

✔宜食食物及功效

粳米

薏米

山药

扁豆

这些食物具有健脾、益气、和胃的作用

莲子

青枣

杂粮

豆制品

这些食物养阴生津

225

✓ 宜食食物及功效

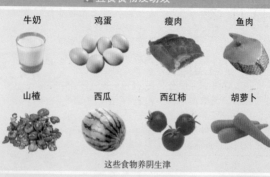

牛奶　鸡蛋　瘦肉　鱼肉

山楂　西瓜　西红柿　胡萝卜

这些食物养阴生津

苹果　甘蔗　香蕉　葡萄

富含维生素的水果和蔬菜

✗ 慎食食物及原因

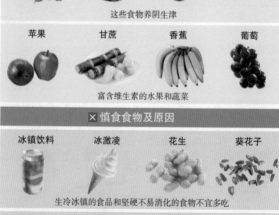

冰镇饮料　冰激凌　花生　葵花子

生冷冰镇的食品和坚硬不易消化的食物不宜多吃

肥肉　烤鸭　辣椒　生姜

煎、炸、烤、熏、油腻不化的食物和辛辣食物不宜多吃

流行性腮腺炎

病症简介

流行性腮腺炎，俗称"痄腮"，是由腮腺炎病毒引起的急性呼吸道传染病，冬春季节发生流行，老幼均可发病。

＋病症类型

风热外感型急性腮腺炎

热毒炽盛型急性腮腺炎

临床表现 发热及腮腺非化脓性肿痛，并可侵犯各种腺组织或神经系统及肝、肾、心脏、关节等器官。从外表看，腮腺肿胀多不发红，只是皮肤紧张、发亮。较重的患者有发热、怯冷、头痛、咽痛、食欲不佳、恶心、呕吐等症状，1~2天后出现腮腺肿胀，肿胀部一般不会化脓。

致病原因： 腮腺炎病毒侵入人体后，在局部黏膜上皮细胞和淋巴结中复制并进入血流，播散至腮腺和中枢神经系统引起炎症。病毒在此复制后再次侵入血流，并侵犯其他尚未受累的器官。睾丸、卵巢、胰腺甚至脑也可产生非化脓性炎症改变。

✓ 宜食食物及功效

米汤	牛奶	蛋花汤	豆浆

这些流质、半流质食物清淡易消化

马齿苋	香菜	绿豆	赤小豆

富含维生素等营养元素的水果、蔬菜

柠檬　　　　辣椒　　　　　大蒜　　　　生姜

奶油　　　巧克力　　　饼干

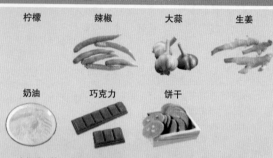

这些酸、辣、甜味及干硬食物刺激腮腺分泌增多、加重疼痛和肿胀

✓ 生活之宜

①对患儿进行隔离。
②调节饮食，注意休息。
③用温盐水漱口。

× 生活之忌

①居室闭塞，不通风。
②不及时清除口腔内食物残渣，出现继发细菌感染。

生活一点通

　　针灸治疗腮腺炎有良好的效果，但是如果有其他炎症，要配合使用其他疗法来治疗。患者如果发热超过39℃，可采用头部冷敷、温水擦浴等方法，或在医生的指导下服用退热止痛药，如阿司匹林、扑热息痛等以缓解患者的症状。

小儿肥胖症

病症简介

小儿肥胖症是由于能量摄入长期超过人体的消耗，使体内脂肪过度积聚、体重超过一定范围的一种营养障碍性疾病。

✚ 病症类型

单纯性肥胖症
继发性肥胖症

临床表现 小儿体重超过同性别、同身高正常儿均值20%以上者便可诊断为肥胖症。肥胖可发生于任何年龄，但最常见于婴儿期、5~6岁和青春期。患儿食欲旺盛且喜吃甜食和高脂肪食物。明显肥胖的儿童常有疲劳感，用力时气短或腿痛。

致病原因： ①营养素摄入过多：摄入的营养超过肌体代谢需要。②活动量过少：缺乏适当的活动和体育锻炼。③遗传因素：肥胖有高度的遗传性，目前认为肥胖多与基因遗传有关。④其他：如调节饱食感及饥饿感的中枢失去平衡以致多食。

✓ 宜食食物及功效

芹菜　　　笋　　　白萝卜

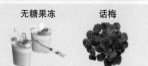

热量少而体积大的食物，增加饱腹感

无糖果冻　　　话梅

必要时在两餐之间供给能量少、不加糖的点心

★ 小贴士

自制饮料治疗小儿肥胖症：

山楂冰糖水，取生山楂10克，冰糖6克，煎水，经常饮用可有效缓解小儿肥胖。

巧克力　　　奶油蛋糕　　　薯条　　　烤肉

这些煎炸、奶油类食物含大量脂肪

精白面粉　　　通心粉

这些碳水化合物类食物加工精细

✅ 生活之宜

①经常晒太阳。

②加强体育锻炼，消耗多余脂肪。

❌ 生活之忌

①使用禁食、饥饿、半饥饿的不科学方法减肥。

②根据广告宣传滥用减肥药。

🕐 生活一点通

　　小儿肥胖症的治疗，首先是饮食控制，其次是运动锻炼。如果肥胖很严重的话，需用药物治疗，关键在于自身下决心以及家长们的监督合作。减肥过程一定要遵医嘱，使用科学的方法，目前国际上减肥遵循三原则，即不厌食、不乏力、不腹泻。

水痘

病症简介

水痘是由水痘带状疱疹病毒初次感染引起的急性传染病。主要以发热及成批出现周身性红色斑丘疹、疱疹、痂疹为特征。

＋病症类型

风热型水痘

毒热型水痘

临床表现 ①潜伏期：7~17天。②前驱期：起病急，幼儿前驱期症状常不明显，开始即见皮疹。③发疹期：在起病当日或第2日出现，初起为红色斑丘疹，数小时后很快变为水疱疹，直径0.3~0.8毫米水滴状小水疱，其周围有红晕。④少数患者呈重型，见于体质虚弱幼小婴儿，免疫缺陷患儿，或正在进行激素等免疫抑制剂治疗的患儿。

致病原因：水痘带状疱疹病毒属疱疹病毒科，病毒先在上呼吸道繁殖，小量病毒侵入血中在单核吞噬系统中繁殖，再次大量进入血循环，形成第二次病毒血症，侵袭皮肤及内脏，引起发病。

✓ 宜食食物及功效

绿豆汤

银花露

粥

面片

这些易消化及营养丰富流质及半流质饮食有清热作用

西红柿

菠菜

莲藕

白菜

新鲜的水果和蔬菜，以补充体内的维生素

苹果   **梨**   **西瓜**

新鲜的水果和蔬菜，以补充体内的维生素

香菜   **鳗鱼**   **鲫鱼**

生姜   **大葱**   **羊肉**

鸡肉   **海虾**

这些发物可使水痘增多、增大、延长病情

辣椒   **辣油**   **芥末**

这些辛辣之物可助火生痰、加重病情

× 慎食食物及原因

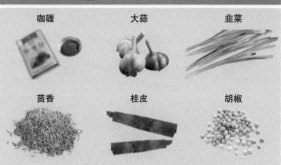

咖喱　　　　　大蒜　　　　　韭菜

茴香　　　　　桂皮　　　　　胡椒

这些辛辣之物可助火生痰、加重病情

麻球　　　　　炸猪排

这些油腻之物难以消化、增加肠胃功能负担

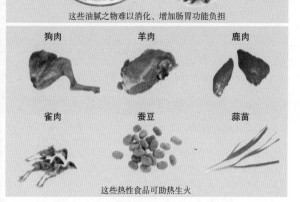

狗肉　　　　　羊肉　　　　　鹿肉

雀肉　　　　　蚕豆　　　　　蒜苗

这些热性食品可助热生火

✕ 慎食食物及原因

桂圆

荔枝

青枣

这些热性食品助热生火

人参

鹿茸

茴香

补药和热药不宜多吃

✓ 生活之宜

①多饮开水。

②卧床休息，加强护理。

③对患者进行隔离，直至痊愈。

✕ 生活之忌

①使用肾上腺皮质激素类药物。

②抓伤、擦破皮肤，引起感染，留下疤痕。

🔖 生活一点通

　　水痘是一种常见的，主要发生在儿童中的传染病。一年四季均可发病，特别是多发于冬、春两季。以往由于水痘的症状比较轻，而且出过水痘以后就有终身的免疫力，所以人们常常认为没有必要在儿童中进行预防接种。但研究发现，幼年时患了水痘，成年以后可能体内水痘病毒再激活引起带状疱疹。

百日咳

病症简介

百日咳是急性呼吸道传染病，病人是唯一的传染源，潜伏期2~23天，传染期约一个半月。呼吸道传染是主要的传播途径。人群普遍易感，以学龄前儿童为多。

临床表现 本病可分为三期：前驱期，仅表现为低热、咳嗽、流涕、喷嚏等上呼吸道感染症状；7~10天后转入痉咳期，表现为阵发性痉挛性咳嗽，发作日益加剧，每次阵咳可达数分钟之久，咳后伴一次鸡鸣样长吸气，若治疗不善，此期可长达2~6周；恢复期阵咳渐减甚至停止，此期2周或更长。

致病原因： 百日咳杆菌为鲍特杆菌属，侵入呼吸道黏膜在纤毛上皮进行繁殖，使纤毛麻痹，上皮细胞坏死，坏死上皮、炎性渗出物及黏液排除障碍，堆聚潴留，不断刺激神经末梢，导致痉挛性咳嗽。支气管阻塞也可引起肺不张或肺气肿。

√ 宜食食物及功效

| 绿豆汤 | 粥 | 面片 | 鸡蛋 |

这些易吞咽的半流质或软食易消化吸收

| 酸奶 | 樱桃 | 猕猴桃 | 苹果 |

这些食物热能高，含优质蛋白质、营养丰富

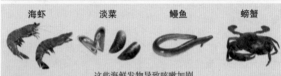

姜　　　　辣椒　　　　肥肉　　　油炸食品

这些辛辣油腻食物易损伤脾胃、对气管黏膜有刺激作用

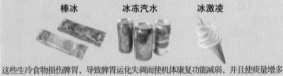

海虾　　　　淡菜　　　　鳗鱼　　　　螃蟹

这些海鲜发物导致咳嗽加剧

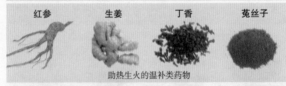

棒冰　　　　冰冻汽水　　　冰激凌

这些生冷食物损伤脾胃，导致脾胃运化失调而使机体康复功能减弱，并且使痰量增多

红参　　　　生姜　　　　丁香　　　　菟丝子

助热生火的温补类药物

生活一点通

　　①及时发现和隔离病人，一般起病后隔离40天，或痉咳开始后30天。②患者的痰、口鼻分泌物要进行消毒处理。③要保护易感者，进行预防接种，注射疫苗。④对于婴幼儿及体弱的接触者，可给予百日咳多价免疫球蛋白做被动免疫。

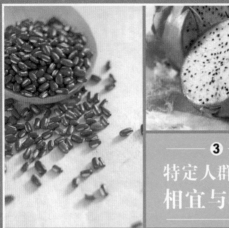

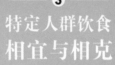

③

特定人群饮食
相宜与相克

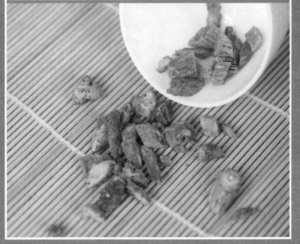

特定时期的人群

处于不同时期的人群，对饮食也有不同的需求。合理饮食就是要根据个人需求量身制订膳食方案。吃对食物，吃出好身体。

孕妇

简介

处于怀孕期的妇女与一般的妇女不一样，其胎儿所需要的一切营养均由母体供给。如果孕妇食物选择不当、营养不良或营养过剩，都会导致胎儿畸形。胎儿是否健康，怀孕期的饮食安排尤为关键。

【宜食须知】①要摄入优质蛋白，以增加营养。②要摄入适当碳水化合物，以提高能量。③要保证适当的热量供应，以满足代谢需求。④要摄入适当的维生素，以增强抵抗力。

【忌食须知】不喝含刺激性的、冰冷的饮品，以免影响胎儿生长发育。

■ **温馨提示：**①孕妇不宜长期吃土豆，因为土豆中含有生物碱，过多食用会影响胎儿正常发育。②慎食热性调料，如小茴香、八角、花椒、胡椒等。

✔宜食食物及功效

冬瓜	芦笋	丝瓜	白萝卜
消暑解渴、利尿	预防贫血	促进胎儿对铁的吸收	健胃消食

☑ 宜食食物及功效

苹果
润肺除烦、健脾益胃

橙子
增强机体的抵抗力

柠檬
开胃健脾

葡萄
利尿消肿、安胎止吐

柚子
促进胎儿发育

鱼
促进脑细胞发育

牛奶
预防骨质疏松

海带
补充碘

✗ 慎食食物及原因

山楂
引起子宫收缩

桂圆
易动血动胎

木瓜
阻碍怀孕或造成流产

桃子
可能引起流产

韭菜
易造成恶心、呕吐

蟹
有堕胎作用

甲鱼
性味咸寒，导致堕胎

柿子
性味寒凉

薏米
诱发流产

马齿苋
使子宫收缩

咖啡
影响胎儿发育

桃仁
行气泻下

239

产妇

简介

分娩后为补充营养和有充足的奶水，一般都重视产后的饮食滋补。其实大补特补既浪费又有损健康。滋补过量容易导致肥胖，肥胖会使体内糖和脂肪代谢失调，引发各种疾病。因此产妇要注意日常生活中的饮食搭配。

【宜食须知】①食物种类应齐全、多样化，不要偏食。②要补充足够的优质蛋白，以保证婴儿的生长发育。

【忌食须知】①不可大补特补，滋补过量会导致产妇和婴儿的肥胖，且有损身体。②不可立即节食，否则有害身体。

■ **温馨提示**：孕妇产后，内外生殖器的血管多有损伤，若马上服用人参，会影响血管的愈合，导致流血不止，且人参属热性药物，服用过多会使产妇上火或引起婴儿发热。因此，人参应在产后7天，伤口基本愈合时服用。

☑ 宜食食物及功效

小米粥	花生	芝麻
营养滋补	养血止血	防止钙质流失和便秘

莲藕	黄花菜	莴笋
增进食欲、促进乳汁分泌	消肿、利尿	活血、通乳

黄豆芽

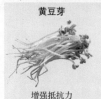

增强抵抗力

猪蹄

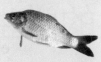

通乳

鲤鱼

增强抵抗力

草莓

阻滞血行

西瓜

引起产后腹痛

大蒜

影响肠胃功能

胡椒

易导致便秘

田螺

影响脾胃功能

味精

间接导致婴儿缺锌

香菜

使产后乳汁不足

花椒

有回乳的作用

人参

可引起产后出血
和恶露排除不畅

241

考试期的学生。

简介

参加考试的学生精神压力大，用脑过度，对能量和营养的需求都很高。过重的学习压力会造成学生们食欲不佳，抵抗力减弱，甚至发生疾病。因此，在这一特殊时期，要在学生的营养方面多下功夫。

【宜食须知】①多食用富含蛋白质和脂肪类的食物。②多食用碳水化合物类食物。

【忌食须知】①不宜食冷食。过量食用冷食会影响人体对食物营养的吸收。②不宜喝饮料。饮料含有较多糖精，会影响消化和食欲，从而增加肠胃负担。

■ **温馨提示：** 由于考生平时学习紧张，大脑长期处于工作状态，因此，家长在孩子进餐之时，应给孩子创造一个轻松、和谐的环境，使孩子的身心都能得到较好的休息，进而更有效率地进行下一轮的学习。

☑ 宜食食物及功效	✕ 慎食食物及原因

牛奶

补充营养

鸡蛋

健脑益智

豆浆

增强体质

汽水

导致营养流失

肉类

补充能量

鱼虾

为大脑提供营养

蔬菜

补充维生素

雪糕

导致消化功能下降

生理期的女性

【宜食须知】①多吃些性平且温、易消化、营养丰富的食物。②注意食用补气补血的食物，不要食用辛辣耗气的食物。

【忌食须知】①不应吃生冷瓜果及冷饮等性寒的食品。②忌食酒及辛辣食物。③忌食浓茶、咖啡等含咖啡因的饮料。

简介

青春期少女一般在12~14岁时开始出现月经，直到50岁左右。月经一般都会按月而行，每个月的行经期也就是月经期。青春期少女因为有着这一明显的生理特征，在饮食上更应特别注意。

■ **温馨提示：** 女性生理期的不适，可通过饮食来调整。若月经常提早来的人，应减少肉类的食用，多食富含维生素C的食物。若月经迟迟不来，应少吃或不吃冷食，多吃肉。经期前两天，应多食用补血的食品。

✓ 宜食食物及功效

阿胶	红糖
滋阴补血	活血润肠、调经止痛

山楂	黑木耳
行气开郁、化瘀止痛	止血补气

✗ 慎食食物及原因

螃蟹	梨
易导致痛经	生梨性偏凉，易导致痛经

柿子	香蕉
引起行经腹痛，并使痛经加剧	

更年期的妇女

简介

【宜食须知】①多食用富含钙质的食品。②多食可滋阴、补血的食品。

【忌食须知】①不宜多食高糖、高脂的食物。②不宜多食咖啡、茶、可乐等饮料。③不宜多食辛辣食物。④不宜多食热性食物。⑤忌抽烟饮酒。

女性到了更年期，由于月经变化很大，身体激素影响会出现代谢紊乱、贫血、骨质疏松、高血压等症状。因此，更年期女性更应该注意饮食养生、营养调节，以预防和调治更年期女性生理功能变化。

■ **温馨提示：**更年期的女性应坚持运动和锻炼，减慢体力下降，使自己有充足的精力和体力投入到工作和生活中；要注意劳逸结合，工作、生活应有规律；定期做妇科检查，以达到早期防治肿瘤的目的。

✓ 宜食食物及功效

木耳	燕窝	百合
凉血、止血、补气	滋阴补肾	安神

莲子	枸杞	桑葚
防止失眠	补充营养	补肝、益肾

☑宜食食物及功效

甲鱼

滋阴作用

鸭肉
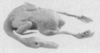
滋阴清补

牡蛎
养血滋阴

阿胶

补益冲任

蚌肉

滋阴清热

淡菜

补肝肾、益经血

✕慎食食物及原因

咖啡

易导致失眠

辣椒
导致上火

肥肉

易导致肥胖

茶

易导致失眠

甘蔗
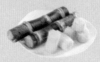
易生痰

酒

刺激性大

特定年龄的人群

从婴幼儿到老年人，不同年龄层人各有不同的身体状况，因而在日常饮食中应该依据不同的需求而进行合理搭配，尽量让食物营养能最大化吸收。

婴幼儿

简介

婴幼儿在生长发育的重要时期，需要大量的营养物质，如果喂养的好，发育就好，少得病。同时，婴幼儿的肠胃尚未发育成熟，消化能力不强，咀嚼能力有限，所以要注意供给富有营养的食物。

【宜食须知】①宜多吃谷类食品。②宜多摄取优质蛋白和钙。③宜多吃蔬菜、水果等，多补充维生素和微量元素。

【忌食须知】①忌给婴幼儿多食富含铁的食品。②忌给婴幼儿喂低脂甚至脱脂的食物。③忌盲目给孩子补钙。④忌给婴幼儿食用过多甜食。

■ **温馨提示**：婴儿的新陈代谢旺盛，水的需求量比成人大，而且肾脏功能发育不成熟，排除体外的废物需要大量的水分才能溶解。父母要注意随时给婴儿补充水分。

✔ 宜食食物及功效

香蕉	鸡蛋	胡萝卜
增强抵抗力	促进婴幼儿智力发育	促进婴幼儿生长发育

✅ 宜食食物及功效

西红柿

促进骨骼生长

橙子

增强抵抗力

苹果

促进成长发育

✗ 慎食食物及原因

豆奶

影响将来性发育

蜂蜜

易引起婴儿中毒

肥肉

易导致肥胖

茶

影响蛋白质吸收

菠菜

影响发育

动物油

影响钙的吸收

奶糖

影响牙齿发育

果冻

不易消化

味精

引起脑细胞坏死，
影响大脑发育

青少年

简介

青少年时期是生长发育的旺盛时期，加之活动量大，学习负担重，对能量和营养的需求都很大。因此，饮食宜富有营养，以满足生长发育的需要。

【宜食须知】①注意摄入足够的优质蛋白，以保证发育的顺利进行。②要注意食用富含铁的食物，避免引起缺铁性贫血。③多食用富含钙的食物，以促进骨骼的成长。④多食维生素含量高的鲜蔬水果。⑤多吃谷类，保证充足的能量，青少年对热量的需要高于成人，且男性高于女性。

【忌食须知】①忌不吃早餐。②忌过多食肥肉、糖果等食物。③避免暴饮暴食、偏食挑食及盲目节食，少吃零食，养成良好的饮食卫生习惯。

√ 宜食食物及功效		× 慎食食物及原因

瘦肉	蛋类	味精

促进生长发育期	提高记忆力	影响青少年的生长发育，有碍人体增高
鱼	牛奶	油炸食品
易于人体吸收	补充蛋白质和维生素	含致癌物质，影响青少年发育

成年人

简介

成年人是指已过生长发育期，身体和心理都进入生命中状态最好的时期。这个阶段的人活动量大，精神压力和负担较重。合理的饮食不仅可以满足其对能量和营养的需求，而且也可作为一个饮食疗法，对其身心的健康发展有着很大的作用。

【宜食须知】① 摄入足够的优质蛋白和碳水化合物，保证能量的正常供应。②多食维生素含量高的鲜蔬水果。③多吃谷类，做到粗细搭配。

【忌食须知】①忌不吃早餐。②忌过多食用肥肉和胆固醇过高的食物。③避免暴饮暴食。

温馨提示： 许多老年时期的疾病正是因为成年时期不注意饮食和生活作息而落下病根造成的。因此，成年人不仅要在饮食方面多下功夫，更要注意平时多做运动及合理安排休息，以保持身心良好的状态。

✓ 宜食食物及功效

瘦肉

富含优质蛋白，补充能量

蛋类

改善记忆力

山药

健脾降脂，预防动脉硬化

牛奶

补充蛋白质和维生素

胡萝卜

补肝明目，增强免疫

绿豆

利于消化、降低胆固醇

☑ 宜食食物及功效

大豆

预防心脏病、
冠状动脉硬化

黑木耳

排除肠道堵塞

芹菜

平肝降压、促进消化

南瓜

清除体内的有害物质

核桃

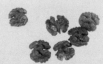

健脑

鳝鱼

提高记忆力

猕猴桃

解热、止渴、通淋

橙子

降低胆固醇和血脂

番石榴

预防癌症

☒ 慎食食物及原因

烟酒

过食烟酒会损害
身体各器官功能

油炸食品

含致癌物质，过食
对身体极为不利

肥肉

导致肥胖，引起多种疾病

中年女性 简介

女性由于生理期的原因，身体状况较多，尤其到了更年期，身体激素影响会出现代谢紊乱、贫血和骨质疏松等症状。因此，饮食养生调节对女性来说，显得尤为重要。

【宜食须知】①宜补充维生素C，以延缓衰老。②宜多食富含维生素D的食物，以预防骨质疏松。③宜多食含有维生素E的食物，以抗衰老，防癌抗癌。

【忌食须知】①忌食用过量甜食，以预防胆结石。②少食高脂肪、高胆固醇的食物。

■ 温馨提示：女性服用维生素并非多多益善，应根据具体情况具体对待。如果饮食中有足够的蔬菜水果，可以不用加取维生素C，经常在外面晒太阳的人，可由皮肤转化形成丰富的维生素D。

✓ 宜食食物及功效			✗ 慎食食物及原因
花菜	丝瓜	豌豆	雪糕
减少心脏病与中风发病率	保护皮肤、清除斑点	使皮肤柔润光滑	引起食欲下降和消化不良
樱桃	番石榴	桂圆	咖啡
促进血红蛋白再生	预防癌症	补益心脾、养血宁神	增加患骨质疏松的危险

中年男性

简介

中年男性是指40岁以上的男性，其身材较女性高大，故需要更多的热量。此外，男人的胆固醇代谢经常遭到破坏，易患心脏病、中风、心肌梗死和高血压等疾病，因此，要注意饮食的安排。

【宜食须知】①摄入富含纤维的食物，以加强肠胃的蠕动，降低胆固醇。②宜食富含镁的食物，有助于提高男性的生育能力。

【忌食须知】①不食用动物性脂肪及胆固醇含量高的食物，避免胆固醇过高。②不吸烟、喝酒。③忌多食甜食，避免细胞老化速度加快。

■ **温馨提示：**许多中年男性为了工作或夜间娱乐而熬夜，长时间如此，势必会影响机体的生理功能。如果晚上感到头昏思睡不要硬撑，也不要用咖啡、浓茶去刺激神经，以免发生神经衰弱、高血压、冠心病等。

✓ 宜食食物及功效

花生	大豆	芹菜
补充营养物质	预防心脏病、冠状动脉硬化	养血补虚、平肝降压

白萝卜	黑木耳	绿豆
补虚利尿、促进消化	排除肠道堵塞	利于消化、降低胆固醇

☑ 宜食食物及功效

紫菜

防癌抗癌

香菇

防治高血压

芝麻

增强免疫力

✕ 慎食食物及原因

肥猪肉

油炸食品

牛油

这些食物增加肠胃负担

白酒

刺激肠胃

白糖

加速细胞老化

咖啡

易导致失眠

浓茶

易导致失眠

猪肝

增加胆固醇

猪腰

增加胆固醇

老年人

简介

人进入老年期，体内细胞的新陈代谢逐渐减弱，生理功能减退，消化系统的调节适应能力也在下降。一系列的生理变化，势必使老年人的营养需要也发生相应的变化。因此要相应地进行饮食方面的调整，才能合理、科学地让老人获取到足够的营养，维持身体健康。

【宜食须知】①多食具有健补脾胃、益气养血作用的食物。②应食用含有丰富蛋白质、维生素、矿物质的特色食物。③少食多餐，营养均衡，口味清淡。④多吃粗粮、蔬菜、水果。

【忌食须知】①老年人忌多食生冷之物。②老年人忌食高糖高盐食物。③忌食高脂肪、高胆固醇食物。

温馨提示： 老年人要保持每天多喝些水，即使不感到口渴也要喝。其标准为1000~1500毫升／天，而且在饭前半小时喝，更可以增加食欲，同时也有益于老年人的全身健康。

☑ 宜食食物及功效

粥	燕麦	黑芝麻
暖脾胃，易消化	增强体力，延年益寿	延年益寿
虾皮	鱼	醋
	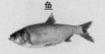	
增强体质	防治高血压	降低血糖

青枣

降低胆固醇

羊肉

益气补虚、温阳暖身

大豆

预防心脏病

红枣

延年益寿

白菜

助消化

南瓜

预防动脉硬化、降血糖

猪肝

牛髓

猪腰

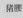

均属胆固醇极高的食品，老年人要慎食

肥肉

会使胆固醇增加

水果罐头

易引起肥胖

浓茶

影响睡眠

特定职业的人群

不同环境中的人群对营养的需求也是不一样的。平衡营养要因人、因时制宜，适当加以调节。因此，我们应该根据自己的工作环境和性质来调节好自己的营养。

脑力劳动者

简介

脑力劳动者普遍有久坐于办公桌前的问题，造成四肢血液循环不良、静脉曲张或手脚酸麻等现象。也由于思维劳动强度较大，易患神经衰弱综合征。

【宜食须知】①宜多摄入富含维生素A、维生素C及B族维生素的食物。②宜多摄入富含糖类的食品。③宜多摄入富含优质蛋白质的食物。④宜多摄入富含不饱和脂肪酸的食物。⑤宜多摄入富含脑磷脂的食物。

■ **温馨提示**：脑力劳动者在进食时，如果只吃精制的米面等主食，会破坏血液中的酸碱平衡，容易引起疲劳、健忘、焦躁。不宜饮食过饱，从事脑力劳动工作的人吃得过饱后，会使大脑活动节奏减慢，工作效率降低。

✓ 宜食食物及功效

动物肝脏	胡萝卜	花生	核桃
增强免疫力	增强抵抗力	增强记忆力	健脑

体力劳动者

简介

体力劳动者多以肌肉、骨骼的活动为主，他们能量消耗多，需氧量高，物质代谢旺盛。体力劳动者还可能接触一些有害物质，所以要通过合理膳食，在一定程度上减少或消除这些有害物质对身体的影响。

【宜食须知】①宜加大饭量来获得较高的热量。②要科学地补充水分。补充的水分最好分多次饮，这样可以使排汗减慢，防止食欲减退，并可减少水分蒸发。③宜适当增加蛋白质的摄入。蛋白质除了满足人的身体需要以外，还能增强对各种毒物的抵抗力，多吃些含蛋白质的食物对体力劳动者是十分重要的。④宜补充充足的维生素和无机盐。这不仅能满足人体的需要，而且可以保证某些特殊工种的劳动者身体不受危害。⑤多食抗粉尘的食物。

✓ 宜食食物及功效

黑木耳	猪血	胡萝卜	猕猴桃
清理肠胃	易于毒素排出体外	防止呼吸道感染	解热、止渴、通淋

橙子	南瓜	木瓜	动物肝脏
降低胆固醇和血脂	清除体内的有害物质	护肝降酶、抗炎抑菌	保护呼吸道

夜间工作者

简介

夜间工作者由于过着昼夜颠倒的生活，这对人体的生理和代谢功能都会产生一定的影响，有时会出现头晕、疲倦或者食欲不振的情况。因此，对于在夜间工作或长时间熬夜的人来说，在饮食上讲究是很有必要的。

【宜食须知】①要注意补充维生素 A。②晚餐时多食用富含维生素 B 族的食物，可有效保护神经组织、安定神经、舒缓焦虑。

【忌食须知】①忌为了提神，过量食用有刺激性的饮品。②忌多食甜食以补充能量，容易引起肥胖症。

■**温馨提示：**夜间工作者除了要合理安排饮食外，还要重视身体锻炼。工作中如常感到无力，应到户外做些运动，可以增加体内血红蛋白的数量，提高机体抵抗力，还能提高大脑皮层的工作效率，增强心肺功能。

✔ 宜食食物及功效		× 慎食食物及原因

牛奶	猕猴桃	咖啡

有助于改善睡眠	促进睡眠	导致失眠

莲藕	莲子	茶

健脾止泻、增进食欲	强心安神	增强疲惫感

高温工作者

简介

在高温环境下，人的体温调节、水盐代谢、血液循环等功能都会受到一定程度的影响，高温作业会使蛋白质代谢增强，从而引起腰酸背痛、头晕目眩、体弱多病、代谢功能衰退等症状。

【宜食须知】①应多补充蛋白质。高温作业会使蛋白质分解代谢增加，若蛋白质长期不足，则可能会造成负氮平衡。②注意补充多种矿物质，以维持正常的代谢活动。③应食用富含维生素的食物，以维持正常的生理功能。④要注意水、盐的补充。

■ 温馨提示：在高温环境下作业，人体大量出汗不仅造成体内水和钠的流失，同时也造成钙、钾、钠等流失；当人体缺钾致红细胞内含钾量降低时，在高温环境下易发生中暑，所以饮食中应注意多种矿物质的补充。

✓宜食食物及功效

黄豆	黑豆	苦瓜	甜瓜
补充能量，增强体质	祛风除湿、调中下气	消暑解热、明目解毒	消暑清热、生津解渴

土豆	草鱼	茼蒿	芹菜
和胃调中、益气健脾	增强体质、延缓衰老	通利小便，清除水肿	清热利尿

低温工作者

简介

在低温环境中，体热散失加速，基础代谢率增高。此外，低温会使甲状腺素的分泌增加，使物质的氧化过程加速，机体的散热和产热能力都明显增加。因此，低温工作者应在饮食上多加注意。

【宜食须知】①注意补足热量，提高蛋白质的摄入量。②增加维生素的摄入量。③补充矿物质。寒冷的天气迫使机体消耗钙、钠来加强产热功能，因此，要多补充钙和钠。④调味时可适当增加食盐量，这样可以使机体产热功能加强。

■ **温馨提示：** 冬天是蔬菜的淡季，因此，往往一个冬季过后，人体出现维生素不足，如缺乏维生素C。因此，人们可适当吃些薯类，如红薯、土豆等。它们均富含维生素C、维生素B，还有维生素A。

☑ 宜食食物及功效

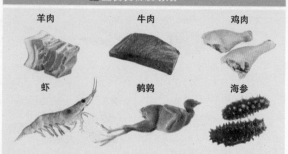

| 羊肉 | 牛肉 | 鸡肉 |
| 虾 | 鹌鹑 | 海参 |

富含蛋白质及脂肪，热量多，可提高机体的御寒能力

☑ 宜食食物及功效

牛奶	豆制品	海带
紫菜	贝类	虾

含钙的食物

海带	紫菜	海蜇
菠菜	大白菜	玉米

含碘丰富的食物

261

放射性环境工作者。

简介

从事核原料、医院放射性仪器及其他工业、军事工作的人员由于经常基础放射线的照射，其机体受辐射的损伤很大，长期如此，可能造成生理功能的紊乱或营养不良，最终影响人的身体机能。

【宜食须知】①提高蛋白质的摄入量，以增加白细胞和血小板，防治放射性病症。②多补充各类维生素，以改善机体代谢功能。③多摄入无机盐，以促使人的饮水量增加而加速放射性物质随尿液排出。

■ **温馨提示：** 在放射性环境下工作的人应常吃营养丰富、易消化吸收的事物。急性放射病人的胃肠功能多损伤，在进食时应少量多餐，在不能进食而由肠外供给营养素时，应考虑到各种营养素的合理比例。

✓ 宜食食物及功效

黑芝麻	紫苋菜	绿茶
增强免疫	提高人体抗辐射的能力	抗辐射

西红柿	螺旋藻食品	胡萝卜

抗辐射、抗氧化	提高人体的免疫力	增强免疫，有抗辐射作用

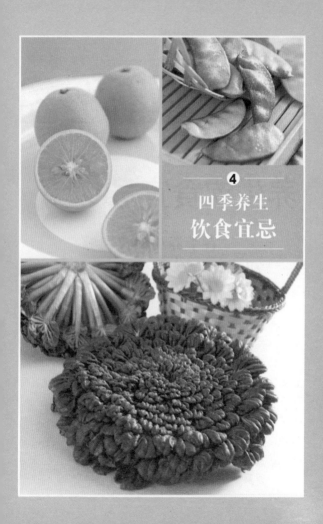

4

四季养生
饮食宜忌

春 季

春季
养生饮食宜忌

春季养生饮食之宜

◆春季宜坚持平补或清补原则

春季是各种流行病多发的季节，所以饮食的调节显得尤为重要，理想的饮食是既要营养丰富，又能增强人体抵抗力、免疫力。中医学认为，春季的进补宜选用清淡且有疏散作用的食物，平补或清补都符合养生之道。其中，在春季平补的食物有小麦、荞麦、薏米等谷类，豆浆、豆腐等豆类，橘子、橙子、金橘等果类，这些食物以甘平为主，不寒不热，不腻不燥。在春季一定要根据自己的体质进行平补或清补。不同体质的人，在选取食物时该有针对性，如一些身体虚弱、胃弱、消化吸收能力差的人或阴虚不足者，

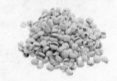

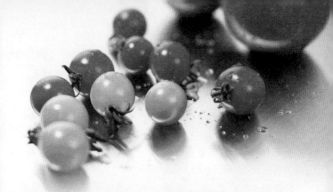

低热患者、怕热易燥者、肢冷畏寒者应选用带凉性的食物，需要进行清补，这类食物如甘蔗、荸荠、鸭肉、紫菜、海带、绿豆等。

◆春季饮食宜讲究"三优"原则

春季饮食除了讲究平补和清补外，还要讲究"三优"。一优在热量较高的主食，平时可选食谷类、芝麻、花生、核桃和黄豆等热量高的食物，以补充冬季的

热量消耗以及提供春季的活动所需。

二优在蛋白质丰富的食物，如鱼肉、畜肉、鸡肉、奶类和豆制品，这些食物有利于在气候多变的春季增强机体抗病能力。

三优在维生素和无机盐含量较多的食物，维生素含量多的食物有西红柿、韭菜、芹菜等这样的新鲜蔬菜，而海带等海产品，黄、红色水果中含无机盐比较多。春季应多吃"三优"食物。

◆春季提高免疫力宜补充维生素

春季气候乍暖还寒，是呼吸道传染病的高发季节，防止疾病最关键的要素就在于提高身体的免疫力。而从养生的角度讲，关键不在服用药物，而是通过运动和饮食来提高免疫力。除了主要营养素蛋白质之外，维生素是提高免疫力的首选。如维生素C就能制造干扰素（能破坏病毒、保护白血球的数目），在感冒时，必须用维生素C来增强免疫力。再如维生素E能增强抗体免疫力，清除过滤性病毒、细菌和癌细胞，维持白血球的稳定。而如果人体缺乏β–胡萝卜素，就会严重削弱身体对病菌的抵抗力。当然，除了维生素，营养素中的叶酸、维生素B$_{12}$、烟碱酸和人体免疫力也是密切相关的，春季提高免疫力必须保证营养素的充足。

◆春季饮食宜适当吃点甜食

人体饮食要五味调和，才能身强体健。但是在春天，从养生的角度讲，应该适当增加甜味食物的摄入，这对身体健康是很有好处的。古代养生著作《摄生消息论》里就曾指出："当春之时，食味宜减酸益甘，以养脾气。"春季饮食应以养肝为先，多吃甜食有利于加强肝、脾、胃的功能。春季应当进食的甜味食物主要有红糖、蜂蜜、花菜、胡萝卜等。同时，春季不能吃过多的酸味食物，更不能过食大辛大热如羊肉、狗肉等食物，否则耗气伤阴。

◆春季助阳活血宜吃韭菜

韭菜又名起阳菜、长生韭、扁菜等，性温，味甘辛。据研究，韭菜叶内含有蛋白质、矿物质、粗纤维和硫化物等，具有降低血脂的作用，对高血脂和冠心病人有益。不过，韭菜最为人称道的还是它的温肾壮阳作用。

韭菜有"春香，夏辣，秋苦，冬甜"之说，以春韭为最好。春天气候冷暖不一，需要保养阳气，而韭菜又是性温之物，最宜养人体阳气。韭菜无论是叶、根，还是种子，都可以入药。正是它的性味，也决定了夏天应该少食韭菜。

◆春季养血明目宜多吃荠菜

荠菜又叫护生草、地米菜、香荠、鸡心菜、护生草等，属于十字花科，是一种营养丰富，极具药效的野菜。其性味平和，气清香，无毒，诸无所忌。荠菜的幼茎叶可供食用，富含蛋白质、胡萝卜素和多种维生素，还含有钙、磷、铁及大量粗纤维等成分，其营养价值比一般的家种蔬菜高，值得一提的是胡萝卜素含量和胡萝卜相当，维生素C的含量比西红柿还要高。荠菜气味清香甘甜、味道鲜美，全草可入药。荠菜对高血压、尿血、鼻出血等病症有较好的防治作用，还能健脾、利水、止血、清热及明目。《现代实用中药》里说："止血，治肺出血，子宫出血，流产出血，月经过多，头痛，目痛或视网膜出血。"因此，荠菜被称为野菜中的上品。荠菜食用烹制方法很多，可拌、可炒、可烩、可做汤，还可做馅包饺子。如荠菜炒鸡片、荠菜烩豆腐、荠菜肉丝汤、荠菜春饼、荠菜馄饨等，都是春日餐桌上不可多得的野蔬佳肴。

◆春季调中养颜宜吃樱桃

樱桃素有"春果第一枝"的美誉，目前在中国各地都有栽培。樱桃果实肉厚，味美多汁，色泽鲜艳，营养丰富，其铁的含量尤为突出，超过柑橘、梨和苹果20倍以上，居水果首位，其维生素、矿物质和钾含量也很高。樱桃性温，味甘微酸，具有补中益气、调中益颜、健脾开胃的功效。春天食用樱桃可发汗、益气、祛风及透疹。樱桃不仅能调中止泄，亦可养颜美容，能使皮肤嫩白光滑，面色红润。对于烧伤、烫伤、冬日皮肤干燥皲裂均有奇效，如果用樱桃挤水涂搽患处，能使疼痛立止，防止起泡化脓。新鲜的樱如外涂还能治疗烫伤、汗斑等病。不过需要注意，樱桃多食了会使人上火，身体阴虚火旺、鼻出血等症及患热病者应忌食或少食。

◆春季化痰养肺宜吃枇杷

枇杷又叫卢橘，因果形状似琵琶而得名，与樱桃、梅子并称为"三友"。枇杷除了含有一般水果中的维生素等营养素之外，胡萝卜素的含量丰富，在水果中高居第3位。而且，其含糖的种类相当丰富，主要由葡萄糖、果糖和蔗糖组成。枇杷清香鲜甜，果味甘酸，性平，具有润燥、清肺、止咳、和胃、降逆之功效。其中所含的有机酸，能刺激消化腺分泌，对增进食欲、帮助消化吸收、止渴解暑有一定的作用；所含的苦杏仁苷，能够润肺止咳、祛痰，治疗各种咳嗽，用于肺痿咳嗽、胸闷多痰。除果实外，枇杷叶及核也是常用的中药材：枇杷叶中含有以橙花叔醇和金合欢醇为主要成分的挥发油类，是有效的镇咳祛痰药，具有清肺胃热、降气化痰的功能，多用于治疗肺热干咳、胃痛、流鼻血、胃热呕秽；枇杷核则多用于治疗疝气、消除水肿。如此看来，在气候多变、万物复苏的春季，枇杷对我们人体的医疗保健作用的确不容小视。

◆春季消食化痰宜食春笋

阳春三月，细雨绵绵，气温渐暖，春笋旺发，因其肉质鲜嫩，洁白如玉，清香纯正，营养丰富，在宴席上配肉类烹炒，常作为山珍佳肴，故在中国民间有"蔬中第一品"的美誉。春笋含有充足的水分、丰富的植物蛋白、脂肪、糖类和维生素以及钙、磷、铁等矿物质，所含氨基酸高达16~18种，包括人体必需的赖氨酸、色氨酸、苏氨酸、苯丙氨酸、谷氨酸及胱氨酸等营养素。春笋作为佳蔬，可烧、炒、煮、炖、焖、煨，还可以和多种食物相配，既可以和肉、禽类及海鲜等荤料合烹，也可辅以食用菌、叶菜类等素菜。中医临床研究认为，春笋味甘性寒，具有"利九窍，通血脉，化痰涎，消食胀"等功效，中国历代中医常用以春笋治病保健：鲜春笋煮熟切片，以麻油、盐、姜、醋拌食，对热痰咳喘有良好的辅助治疗作用；用春笋煮粥、拌食，有解酒作用；春笋具有吸附脂肪、促进食物发酵、消化和排泄的功能，所以常食春笋对肥胖者、血脂较高者都大有裨益。

春季养生饮食之忌

◆春季忌多食温热、辛辣食物

春季因为胃肠积滞较为严重，肝脏处于劣势状态，饮食方面忌多食温热、辛辣食物。中医认为"春日宜省酸增甘，以养脾气"，春季阳气升发，而辛辣发散为阳气，会加重体内的阳气上升、肝功能偏亢，人容易上火伤肝，而此时的胃部也处于虚弱状态。如果食用温热、辛辣的食物，必定有损胃气。所以春天宜多吃点甜味食物，以轻松疏散之品为主，这样既能吸收丰富营养，又具有发散作用，忌多吃温热、辛辣食物。适合春季食用的食物很多，主要有谷物、豆类、蛋类、食用菌和海产品等。

◆春季孕妇忌食用荠菜

春季的荠菜能养血明目，但是孕妇在春季却是不能吃荠菜的。实验表明，荠菜的提取物醇有类似催产素的，可以让子宫收缩，煎剂灌胃的效果一样。如果孕妇食用荠菜，很容易导致妊娠下血或胎动不安，甚至流产。

◆春季食用菠菜忌去根

菠菜以其营养丰富、味道鲜美而成为春季大家餐桌上受欢迎的时令蔬菜之一。菠菜含有丰富的维生素和矿物质,如叶酸、钾和维生素D、维生素E等。但人们在择菠菜时,往往喜欢把根丢掉,原因就在于根太老,其实这是错误的。菠菜根除含有纤维素、维生素和矿物质外,大量的糖分营养都集中在菠菜的根部。如果把菠菜根配以洋生姜使用,可以控制或预防糖尿病的发生;把菠

菜根在水中略烫之后,用芝麻油拌食,有利于肠胃,可治疗高血压和便秘等病症。不过为了求得最佳口感,菠菜根应该在菠菜抽薹开花之前食用。另外,儿童不宜多食菠菜根。菠菜(根)中过多的草酸进入人体后,能和体内的锌、钙结合成难以被吸收的物质排出体外,而锌和钙这两种矿物质的缺乏对儿童的生长发育 以及骨骼、牙齿的发育极不利,严重的还会导致软骨病。

◆春季中风患者忌吃鲚鱼

春季是食鱼的旺季。鱼的营养丰富,而且所含的脂肪低,肉质细嫩,味道鲜美。其中著名的经济鱼类——鲚鱼,就是难得的美味。鲚鱼,又名刀鱼、凤尾鱼,全身银白色,体型狭长

而薄,颇似尖刀,故称刀鱼,早在2000多年前就已为席上珍馐。每年3月中旬春暖花开的时候,刀鱼便从大海溯江而上到淡水中来产卵,这就是农谚所说"刀鱼来踏青"。吃刀鱼主要吃的是一个"味"字。鲚鱼,在

清明前质量和味道最佳。这个季节的鲚鱼，刺软、肉细，节后鱼刺逐渐变硬，吃起来口味相对较差。所以，清明节前的鲚鱼，备受人们的喜爱。但是，值得提醒的是，中风患者忌多食鲚鱼。

中风多因肝经火热或痰火所致，中医强调忌食温热味厚之品。鲚鱼温热且味甘，易生痰湿，多食能引动痰火，中风患者多食鲚鱼，必会加重病情。所以，春季中风患者忌多食鲚鱼。

♦春季进补忌直接食用采集的花粉

花粉在春季是一种时令进补佳品，对人体健康作用非常重要。不过如果直接食用从植物上采集的花粉，不但达不到健身的目的，还会导致某些疾病。对人体有益的花粉，多数是虫媒花，而自然中易于采集的花粉，多数是风媒花。其实，风媒花一般是没有什么营养价值的，其外层坚固，未经处理不易被人体吸收，而同时，风媒花上还常沾有各种可以使人致病的微生物。

♦春季忌多吃鸡肉和春笋

春天是"百草发芽，百病发作"的季节，在饮食上，不宜食用"发"的食品，如笋、鸡等。鸡能动风助肝火，引起肝木偏亢，导致慢性肝炎及高血压等病的复发。春季正是冬笋、春笋相继上市的时节，笋味鲜美，人多喜食。但它性寒，滑利耗气，常见食笋引起咳嗽，春天可多食些润肝养肺的食品，如荠菜、菠菜、山药等。导致咯血、哮喘的复发。另外，特别要注意，儿童更不能多吃春笋。春笋中含有大量的草酸，草酸很容易与人体内的钙结合成草酸钙，从而影响人体对钙的吸收。儿童正是骨骼发育的年龄，如果体内缺钙，很容易造成骨骼畸形，导致儿童出现佝偻病。此外，春笋还可以影响儿童对矿物质锌的吸收，儿童缺锌，就会发育迟缓，智能低下。

◆春季忌无节制食香椿

香椿营养丰富，味道鲜美，深受大家的喜爱。但不可无节制食用，尤其是患痢疾或有慢性皮肤病、淋巴结核、恶性肿瘤的人更应少食。这是因为香椿性平而偏凉，苦降行散，且为大发之物，需温中补虚或患有上述疾病的人食用香椿后会加重病情。唐孟诜："动风，多食令人神昏，血气微。"《随息居饮食谱》云："多食壅气动风，有宿疾者勿食。"所以，不能因为自己喜欢吃香椿，就完全忽视自己的身体状态而不节制地食用。另外，香椿为发物，多食易诱使痼疾复发，所以慢性疾病患者应少食或不食。

夏 季

夏季是阳气最盛的季节，气候炎热而生机旺盛。夏季养生重在精神调摄，保持愉快而稳定的情绪，切忌大悲大喜，以免以热助热。心静人自凉，可达到养生的目的。

夏季
养生饮食宜忌。

夏季养生饮食之宜

◆夏季饮食宜以素淡为主

夏季的饮食应以素淡为主。在主食上，应该多吃清凉可口、容易消化的食物，经常喝点粥也是不错的选择。而在菜肴的搭配时，要以素为贵。选择新鲜、清淡的各种时令蔬菜，如瓜类、白菜类、菌类等都能带给我们一"夏"清凉。当然，除了蔬菜，夏季也是水果当道的季节。水果不仅可以直接生吃，还能用来做各种饮品，既好吃，又解暑。不过，在追求清淡的同时，可不能忽视了蛋白质的摄入，还得以素为主，以荤为辅。另外，在烹饪菜肴时，应该多吃些醋、大蒜和生姜等上火调味品。

◆夏季饮食宜适当吃酸味食物

夏天气候炎热，人体流汗较多，最容易丢失津液，这时如果能及时补充一些酸味食物，对补充人体养分和降温润燥有很大的好处。如果是单吃酸味食物，可供选择的食物有西红柿、乌梅、山楂、杜果、葡萄、柠檬等果品，它们的酸味能够敛汗、止泻、祛湿，既可以生津止渴、健脾开胃，又能够预防因为流汗过多而耗气伤阴。如果忍受不了过多的酸味，那可以在夏天的菜肴中加点同样是酸味的醋，醋除了可以防止胃肠道疾病外，还能够消毒杀菌，夏天吃醋，好处多多。另外，还可在菜肴中稍多加点盐，这样可以补充人体因出

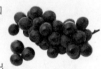

汗而失去的盐分，避免人体虚脱。

◆夏季清心润肺宜吃百合

百合是重要的保健食品和常用中药。因其鳞茎瓣片紧抱，"数十片相摞"，状如白莲花，因此取名为"百合"。百合性平，味甘微苦，含有淀粉、脂肪、蛋白质和一些维生素成分。除此之外，还含有一些特殊的有效成分，如生物素、秋水仙碱等多种生物碱和营养物质，其中的秋水仙碱能抗肿瘤。更重要的是，百合中的硒、铜等微量元素能抗氧化、促进维生素C吸收，可显著抑制黄曲霉素的致突变作用，临床上常用于白血病、

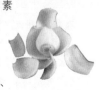

肺癌、鼻咽癌等疾病的辅助治疗，有助于增强体质，抑制肿瘤细胞的生长，缓解放疗反应。百合具有良好的滋补作用，能补中益气、润肺止咳，对结核病等大有好处，特别是对病后体弱、神经衰弱等病症大有裨益。支气管不好的人食用百合，有助病情改善，因为百合可以润燥。常食有润肺、清心、调中之效，可止咳、止血、开胃、安神。当然，百合作干粉用作煮食功在滋补营养，而用作鲜品有镇咳之效。在夏季，百合可以用来煮粥，还能熬汤，更能用作药物，是老少皆宜的食物。

◆夏季防中暑宜多吃含钾食物

一个长期缺钾的人，在高温下容易中暑。所以，夏季要尽量多吃些含钾丰富的食物，如黄豆、绿豆、蚕豆、豌豆、香蕉、西瓜、菠菜、海带等。临床上发现，中暑病人不同程度地呈现出低钾现象，而且也有实验表明，缺钾的动物在热环境中多数会死亡，而不缺钾的动物情况要好很多。此外，夏季除了多吃些含钾食物外，还可以喝些含钾饮料，特别是高温作业人员。

◆夏季清热排毒宜吃富水蔬菜

所谓富水蔬菜，即指含水量极高的蔬菜，比如白菜、瓜类等，其中首推瓜类蔬菜。在瓜类蔬菜中所富含的水是具有多种营养成分的水，不仅天然、干净，还富含营养，具有生物活性。

而且瓜类蔬菜抗污力强，聚集的污染物较少，特别是重金属和硝酸盐污染更少，所含矿物质的特点是高钾、低钠，对人体健康十分有利。在燥热烦渴的夏季，瓜类蔬菜受欢迎更在于它们的排毒和清热功效。

◆夏季食用水果宜分寒热体质

体质不同，适宜食用的水果就不同，在炎热的夏季尤其需要注意。对于虚寒体质的人，其代谢慢，热量少，很少口渴，基本上比较畏寒，所以在吃水果时，应该选择温热性的食物，如荔枝、板栗、核桃、樱桃、石榴等；而热性体质的人代谢旺盛，常会口干舌燥、易烦躁、便秘，在吃水果时就要多吃寒性食物，如瓜类水果、香蕉、西红柿、柚子、猕猴桃等。而平和类的水果，如葡萄、杧果、梨、白果等，不同体质的人都可以食用。

◆夏季提高免疫力宜吃凉拌菜

夏季天热，人体火气也大，容易食欲不振，凉拌菜成了夏令时菜，特别是一些当季蔬菜，既可以避免人们未虚而补，又可以提高人体免疫力。营养学研究也证明，生吃蔬菜能够最大限度地保存菜里面的营养，因为蔬菜中一些人类必需的生物活性物质在遇到55℃以上温度时，内部性质就会发生变化，丧失其食疗功能。此外，蔬菜中还含有干扰素诱生剂，它具有抑制人体细胞癌变和抗病毒感染的作用。但这种物质不耐高温，只有生食蔬菜才能发挥其作用。

比如凉拌海带丝、萝卜丝、鱼腥草等，特别是凉拌芦笋丝对人体特别有利。芦笋抗病能力很强，能抗肿瘤、疲劳、寒冷，还能调节免疫功能。但要注意，并不是所有的蔬菜都可以用来做凉拌菜，含淀粉的蔬菜如土豆、芋头、山药等必须熟吃，否则其中的淀粉粒不破裂，人体无法消化；一些豆类，如云豆、毛豆等含有有毒蛋白质，生吃很容易引起食物中毒。另外，含草酸较多的蔬菜如菠菜等，在凉拌前一定要用开水焯一下，以除去其中大部分的草酸。

◆夏季祛除暑热宜多食鸭肉

夏季高温、湿热，人体在这一季节易出现燥热上火、暑湿困脾、津液损伤等状况，故宜食性凉且营养丰富的食物，而鸭子是暑热期间最好的选择。鸭子为水上动物，性凉味甘，含有多种营养成分，据营养学家分析，每100克鸭肉中除水分外，含蛋白质16.5克，脂肪7.5克，碳水化合物0.1克，灰分0.9，钙11毫克，还含有钙、铁、磷等多种微量元素。夏季多食鸭子，能滋补五脏之阴，清虚痨之热，和脏腑之道，既能补充夏季因天热厌食所缺的机体所需，又能祛除暑热，民间流传"大暑老鸭胜补药"的说法，可见夏季多食鸭子的做法在中国早有推广。

◆夏季保护肠道宜吃杀菌蔬菜

　　夏季是肠道疾病多发季节，所以，饮食除了讲究备料的卫生外，还要注意多吃些杀菌蔬菜，对肠道疾病的防治大有好处。杀菌蔬菜有大葱、蒜苗、生葱等，不管是做凉拌菜还是食物配料，总离不开它们。因为这些杀菌蔬菜含有丰富的广谱杀菌素，能杀灭或抑制各种真菌和病毒等有害物质。

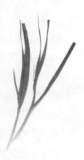

◆夏季补虚祛湿宜多食黄鳝

　　鳝鱼分布很广，不仅能食用，而且其全身都可入药，为夏季养生的佳品。鳝鱼肉质柔嫩鲜美，营养丰富，含蛋白质、脂肪，还含有钙、铁、磷等微量元素，是一种高蛋白低脂肪的补品，因此，民间向来就有"夏令黄鳝赛人参"之说。中医认为鳝鱼性温味甘，归肝、脾、肾经，有补虚损、强筋骨、祛风湿的作用，能够治疗劳伤、产后体虚、痔疮疥疮、直肠息肉等，对于久病后气血不足、脏腑虚损、体瘦疲乏者，鳝鱼都可以作辅助治疗之用。据研究，鳝鱼中的"黄鳝鱼素"

具有显著的降血糖和恢复正常调节血糖的生理机能的作用，是治疗糖尿病的有效药物。另外，鳝鱼还有祛风活血、温肾壮阳的功效，常用来治疗颜面神经麻痹所致的面瘫、口眼歪斜、慢性化脓性中耳炎等。

◆夏季消暑解毒宜多食绿豆

绿豆的营养价值很高，其中含量最多的是碳水化合物，其次有蛋白质、脂肪、磷脂、钙等。绿豆能消暑止渴、清热解毒、利水消肿，所以在夏天是一款不可多得的饮品。除了平时脾胃虚寒易泻的人不能饮用外，其余的人都能食用。特别适宜食物中毒、药草中毒、金石中毒、农药中毒、煤气中毒和磷化锌中毒时应急食用。经常在有毒环境下工作或接触有毒物质的人，应经常食用绿豆来解毒保健。当然，热毒引起的皮肤感染时，或者是高血压、水肿、红眼病者也能食用绿豆。绿豆入药，可谓全身是宝。绿豆粉解药毒、治疮肿、疗烫伤；绿豆皮解热毒、与菊花同作枕用，可降血压、明头目；绿豆花可解酒毒；绿豆煮汁或绿豆叶绞汁和醋少许服，可治呕吐下泻。

◆夏季解热消暑宜饮绿茶

夏天骄阳高温，溽暑蒸人，出汗多，人体内津液消耗大，此时宜饮龙井、毛峰、碧螺春等绿茶。绿茶味略苦，性寒，具有消热、消暑、解毒、去火、降燥、止渴、生津、强心提神的功能。绿茶中不论是绿叶还是绿汤，清鲜爽口，滋味甘香并略带苦寒味，富含维生素、氨基酸、矿物质等营养成分，饮之既有消暑解热之功，有益于各机体对"热"毒的及时清理，又具增添营养之效。

夏季养生饮食之忌

◆夏季忌多吃寒凉食物

在夏季，天气炎热，人体也常常火气十足，应该选吃一些能够祛湿清热的食物，比如扁豆能健脾祛湿，莲叶能消暑清热，葛粉能促进微血管循环，预防高血压，还能降火。夏季人的消化功能较弱，在饮食方面，过多吃寒凉食物，易诱发肠胃痉挛，引起腹痛、腹泻。

所以，饮食需根据人的体质而定。虽然夏天的寒凉食物对人体好处不小，但是如果有些人是虚寒体质，还是不要吃西瓜、荠菜等寒凉食物为好，以免引起肠胃不适。

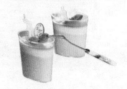

◆夏季忌多食热性调料

热性调料，即包括八角、小茴香、桂皮、花椒、白胡椒、五香粉等，用其烹饪的菜肴，味道香，口感好，不过，在夏季经常食用对人体反而有害。有的热性调料本身就是辛辣、热性食物，经常食用会让人感到十分烦躁，而且还可导致人体火气上升，引起便秘、肠胀气、唇燥裂、口角炎等疾患。特别是一些慢性病如肝病、肺结核、动脉硬化等患者和消化能力不佳的儿童、孕妇等夏季更不能食用热性调料。

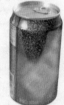

◆夏季忌贪食冷饮

炎热的夏日，若适当吃些冷饮，确实能起到消热解暑的作用，但一定不可吃得过量。因为食入太多的冷饮会使胃肠血管突然收缩，胃液分泌大为减少，消化功能降低，从而引起食欲不振、消化不良、腹泻，甚至引起胃部痉挛，出现剧烈腹痛的症状。若剧烈运动后大量进食冷饮后果更加严重。这是因为剧烈运动后，各呼吸道、血管都会充血扩张，这时大量吃冷饮，会使血管收缩，血流减少，进而导致局部的抵抗力减低，使潜伏在口腔、各管道表面的细菌乘机而入，会引起咳嗽、腹泻等病症，严重时还能引起呼吸道感染或诱发扁桃炎。

◆夏季忌多食坚果

所谓坚果，是指富含油脂的种子类食物。比如花生、核桃、松子、瓜子、杏仁、腰果和开心果等，都属于坚果。高热量高脂肪是坚果的特性，坚果含有的油脂多以不饱和脂肪酸为主，它富含亚油酸、亚麻酸。亚油酸、亚麻酸可是DHA和AA的前体，有了它们，人体就可以合成DHA和AA。但是坚果又属于脂肪类食物，含有的热量非常之高，比如50克瓜子仁含有的热量相当于一大碗米饭。所以在夏天，对于一般的人来说，一次食用30克左右的坚果是比较适当的数量。坚果宜在冬天吃，而不是在夏季食用，特别是减肥者更不能多吃坚果。此外，坚果类食物油性大，儿童、老人和孕妇的消化功能弱，如果食用过多的坚果，就相当于吸收了超量的脂肪和油脂，会导致"败胃"，引起消化不良，甚至出现"脂肪泻"。

◆夏季忌多食青蛙肉

　　夏季的青蛙一向是各大餐馆的抢手好菜，很多人喜欢吃青蛙肉，认为其味道鲜美，口感嫩滑，而实际上吃青蛙肉是不提倡的。且不说青蛙是益虫，它能够捕食对农作物有害的虫类，捕捉青蛙不利于农田生态环境的保护，单说吃青蛙本身就对人体有害。青蛙肉中有孟氏裂断绦虫，这种白色线状的寄生虫，人食用之后会使局部组织遭到破坏，而且还有双目失明的可能。此外，夏季的农田一般都会使用农药化肥，导致以昆虫为食的青蛙也会误食而感染病毒。人食用这种带病毒的青蛙，当然会引起中毒。所以夏季还是不要吃青蛙为好。

◆夏季防中毒忌食韭菜等性热食物

韭菜含有丰富的糖，蛋白质，维生素A原，B族维生素、尼克酸和多种矿物质。它具有驱寒散瘀、增强体力、增进食欲的作用，是普通的健胃暖中和温肾助阳的食物。但是夏天宜少吃韭菜，一来韭菜的有机磷农药残留量在夏季相对较高。有机磷农药大量进入人体以后会引起神经功能紊乱，中毒者出现多汗、语言失常等症状。所以，在夏季，即便食用韭菜，也要尽量用淡盐水浸泡半天以上。二来夏季本来气候炎热，人体普遍内燥外热，如果再食用性温味辛的韭菜，无疑会让人体虚火上升，还会让人生出一些疥疮。

◆夏季防细菌忌饮冷牛奶

除了冷饮不能贪吃外，夏季也是不能饮冷牛奶的。由于夏季气温高，牛奶也就成了细菌难得的培养基，煮沸后的牛奶，在搁放几个小时后，细菌就会污染牛奶，还会在里面繁殖，人如果饮用了这样的牛奶，有的人小则是腹痛，大则可能引起肠道疾患。但如果饮用的是热牛奶，这样的问题就不存在了，因为热奶不仅杀灭了细菌，而且里面的蛋白质结构已发生变化，更利于人体对蛋白质的消化和吸收。

◆夏季食用苦瓜忌选红黄色

苦瓜等苦味食物是夏天的食用佳品。但是在选择苦瓜时，最好是以表面有棱和瘤状突起、呈白绿色或青绿色、富有光泽的为上品。如果苦瓜已经变成了红黄色，则表明苦瓜已成熟或者放置太久。此时，不仅缺少光泽，味道和口感都不如新鲜的苦瓜，炒出来的苦瓜简直是味同嚼木，营养价值也就无从谈起。所以，夏天食用苦瓜忌选择红黄色。

◆夏季减肥者忌食用芥末

夏季流汗较多，人一般没有多少食欲，是减肥的最佳时节。但是，减肥者是不能吃芥末的。芥末是一种具有辛辣味的调味品，在烹饪食物时放点芥末，会让人胃口大开，因为芥末中含有一种化学物质，可以刺激胃黏膜而产生更多的胃酸，也刺激人的食欲。如果减肥者多吃芥末，无疑对减肥的作用不大，甚至还会刺激食欲而增加体重。

秋 季

秋季气候变燥，人体也会发生一些"秋燥"反应。此时，饮食调补越发重要。但补充营养的同时也要防止摄入过多热能，导致身体不适，应合理安排，做到膳食平衡。

秋季
养生饮食宜忌。

秋季养生饮食之宜

◆秋季饮食养生宜"多酸少辛"

秋天要多吃些滋阴润燥的食物，避免燥邪伤害。因为肺主辛味，肝主酸味，辛味能胜酸，所以多增加酸性食物，以加强肝脏功能。从

食物属性讲，少吃辛。多吃酸食有助生津止渴，但也不能过量。至于脾胃保健，多吃些易消化的食物。

◆秋季去烦忧宜用饮食调理

秋季天气干燥，气温不稳定，人的心理容易引起一些凄凉、苦闷之感。所谓"离人心上秋"，消极和烦忧

情绪也因此而生。其实这种烦忧心境是可以从饮食上加以调理的。情绪低落时可以吃

些健脑活血、兴奋神经系统、改善血液循环的食物，如核桃、鱼类、鸡蛋、瘦肉和豆制品等，还有羊肉、巧克力等也有助于消除人的抑郁情绪。

◆秋季保护眼睛宜多吃柑橘类水果

柑橘类水果在秋季的上市量最大，它们不仅酸甜可口，营养丰富，还具有较高的药用价值。柑橘类水果的最大优点就在于其中含有叶黄素，叶黄素对视网膜中的"黄斑"有很好的保护作用，如果人体缺乏叶黄素，就会引起黄斑退化和视力模糊。因此，在秋天吃一点柑橘类水果对保护眼睛有好处。不过，还是少食多量，不可一次性吃太多。

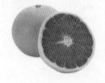

◆秋季抗癌润肠宜多食苹果

秋天是一个硕果累累的季节。苹果在众多水果中，其产量和营养都居其首位。苹果主要含碳水化合物，其中大部分是糖，还含有鞣酸、有机酸、果胶、纤维素、B族维生素、维生素C及微量元素，如铁、钙、磷、钾等。苹果的保健作用是多方面的，其果酸可保护皮肤，并有助于治疗痤疮和老年斑，还可降低血压，是高血压患者的最佳选择，其所含的鞣酸、有机酸、果胶和纤维既能止泻，又能润肠通便。更可贵的是，苹果具有预防癌症的特殊作用。

◆秋季饮食养生宜重于养阴

经过一夏的烘烤，人体预存的能量消耗得差不多了，加上秋季天气干燥阴冷，人体内的水分相对减少，若摄水量太少，加上爱吃烧烤、麻辣烫等，均会有损体内的"阴分"。如果不注意体内"阴分"的调节和补充，便会引起心血管、肠胃消化系统疾病的发生。所以要多吃些既有清热作用又可滋阴润燥的食物，如野菊花、梨、甘蔗、蜂蜜、银耳等，这些食物能补养阴肺，可防止机体在阴虚的基础上受燥邪的影响，使机体慢慢转向内向、积蓄的阶段。

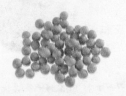

◆秋季饮食养生宜补充核黄素

秋季寒冷干燥，有的人不仅整天感到脸庞紧绷，甚至连嘴唇会出现干裂等。其主要原因是缺少核黄素。核黄素也叫做维生素 B_2，缺乏核黄素会影响生物氧化，还会得舌炎、眼结膜炎、角膜炎及脂溢性皮炎等疾患。当气温下降，空气较干燥时，容易诱发或加重核黄素的缺乏症状。食物中以动物肝、肾、心等含核黄素量较高，其次是奶及其制品、禽蛋类、豆类及其制品、谷类，一般蔬菜也含有少量的核黄素。如黄豆中含有丰富的维生素 B_2，黄豆生芽后其含量又可增加 2~4 倍。食用豆芽时，核黄素每人每天的摄入量应不低于 0.5 毫克。

◆秋季饮食宜讲究凉润

秋季进补宜平补，这是根据秋季气候凉爽、阴阳相对平衡而提出的一种进补法则。所谓平补，就是选用寒温之性不明显的平性滋补品。另外，秋季阴阳虽相对平衡，但燥是秋季的主气，肺易被燥所伤，进补时还应当注意润补，即养阴、生津、润肺，采取平补与润补相结合的方法，以达到养阴润肺的目的。补肺润燥，要多食用芝麻、蜂蜜、水果等柔软、含水分较多的甘润食物。食物或药物补养肺阴，防止因机体在肺阴虚的基础上，再受燥邪影响产生疾病。例如，晨饮淡盐水，晚饮蜂蜜水，既是补水分、防便秘的好方法，又是秋季养生抗衰的重要内容。此外，在蔬菜中应多食萝卜、胡萝卜、豆腐，果类中可以吃甘蔗、柿子、香蕉、橄榄、菠萝等。在整体上，要平衡摄取膳食，增加副食种类。还要适当多吃些有助于改善脏器功能、增强身体抵抗力的食物。

◆秋季补脾健肾宜多食板栗

板栗，俗称栗子，是中国特产，素有"干果之王"的美誉。栗子的营养丰富，不像核桃、榛子、杏仁等坚果那样富含油脂，它的淀粉很高，果实中含糖和淀粉高达70.1%，蛋白质为7%。此外，还含有脂肪、钙、磷、铁和多种维生素，特别是B族维生素、维生素C和胡萝卜素的含量比一般干果都高。其中栗子的维生素B_1、维生素B_2含量尤其丰富，维生素B_2的含量至少是大米的4倍，每100克还含有24毫克维生素C，这都是粮食所不能比拟的。栗子的药用价值亦很高，能养胃健脾、壮腰补肾、活血止血。此外，栗子味甘性温，无毒，能补脾健肾，适用于脾胃虚寒引起的慢性腹泻，肾虚所致的腰酸膝软、腰肢不遂、小便频繁以及金疮、折伤肿痛等症。栗子富含较多的膳食纤维，血糖指数比米饭低，只要加工烹调中没有加入白糖，糖尿病人也可适量品尝它。因而，在秋季，肾虚者不妨多吃板栗。栗子的营养保健价值虽然很高，但也需要食用得法。栗子不能一次大量吃，吃多了容易胀肚，每天只需吃6~7粒，坚持下去就能达到很好的滋补效果。选购栗子的时候不要一味追求果肉的色泽洁白或金黄，金黄色的果肉有可能是经过化学处理的栗子。

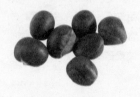

秋季养生饮食之忌

◆秋季养生忌乱进补

度过了暑热难挨的盛夏，进入秋季后如何正确地养生呢？关键在于秋季不能乱进补。一忌无病进补。无病进补，既增加开支，又害自身。如过量服用鱼肝油可引起中毒，长期服用葡萄糖会引起发胖。二忌慕名进补。认为价格越高的药物越能补益身体，如果滥服会导致过度兴奋、烦躁激动、血压升高及鼻孔流血。三忌虚实不分。中医的治疗原则是虚者补之，不是虚证病人就不宜用补药。对症服药才能补益身体，否则效果适得其反。四忌多多益善。任何补药服用过量都有害。

◆秋季防寄生虫忌生食鲜藕

秋季正是食藕的好时节，有句俗话"秋季好食藕"就可说明。生藕鲜嫩脆甜，性寒味甘，能凉血、止血、散淤。但要注意，秋季是疾病的高发季节，尤其是寄生虫，而秋藕就是水生寄生虫的佳所，如姜片虫。若食用生藕，姜片虫就会寄生在人体小肠中，其卵遇水就会发育成毛蚴，慢慢发展成囊蚴，囊蚴从小肠吸收营养后，发育至成虫，成虫附在肠黏膜上，会造成肠损伤和溃疡，使人发生腹痛、腹泻、消化不良，若小孩食入的话症状更严重，不仅会出现面部浮肿，还会影响小孩的身体发育和智力，所以，秋季应忌生食鲜藕。秋季忌直接食用从冰箱取出的冷食。入秋后，人体的消化功能逐渐下降，肠道抗病能力也减弱，稍有不慎，就可能发生腹泻。往往在立秋过后是冰箱病的高发季节。不少人因为直接食用从冰箱里取出的饮料和食物，而频频引发胃肠炎等急性病。其实经过炎夏的消耗，专家提醒，秋后要格外注意饮食卫生，养成良好的卫生习惯，建议"早饭一碗粥、晚饭一碗汤"。同时，大鱼大肉等容易生火的食物尽量少吃，饮食结构要以清淡为主。在吃海鲜和烧烤时，一定要注意新鲜度。

◆秋季防感染忌生食花生

秋季是收获花生的季节，生花生也受到一些人的宠爱，不过，生吃花生却容易给他们留下健康隐患。且不说花生在生长的过程中可能被鼠类等污染过，吃污染过的花生易患流行性出血热，单说花生的表皮，也容易被寄生虫卵污染，生吃易感染寄生虫病。而且，花生本身的脂肪含量就高，生吃过多，还会导致消化不良或腹泻等病症。

◆秋季防止中毒忌生食银杏

银杏味香可口，每年入秋银杏果熟，常炒熟上市，食之中毒者常有发生。经药理实验表明，银杏外种皮含有毒成分白果酸、氰化白果酸、氰化白果亚酸、白果醇等成分，能损害人的中枢神经系统。生食和多食银杏会引起中毒。其潜伏期最长者达 14 小时，最短者仅 1 小时。初为呕吐、腹痛泄泻、头昏头痛、继而发热，危重者可见神志昏迷、口吐白沫、呼吸困难、齿紧唇紫，可因呼吸麻痹而死亡。因此，不要生食银杏，入药、炒食时，也要注意防止中毒。

◆秋季进补品忌与鞣酸类水果同食

进补品里一般富含蛋白质和钙等矿物质，特别是食补里面的鱼、虾、海参、羊肉等荤食中，钙和蛋白质的分量较多，但是这些进补品是不能与鞣酸类水果同时进食的。鞣酸类水果主要包括柿子、葡萄、山楂、青果等，如果与进补品同食，不仅会降低进补品中蛋白质和钙等矿物质的吸收率，甚至还可能与蛋白质等结合成一种不易被人体消化的名叫鞣酸蛋白质的物质，然后和钙一起刺激肠胃，导致人体消化不良，甚至发生过敏反应。

◆秋季预防柿石忌贪食柿子

柿子营养丰富，其主要成分有糖、蛋白质、脂肪、淀粉、果胶和多种维生素及微量元素，有补虚、健胃、润肺、清热、止渴、解酒毒之功效，更是美容佳品。柿子是秋季的时令水果，营养价值和药用价值都不可小视。但要注意，秋天的柿子不可贪食，因为柿子中含单宁物质，而单宁有强烈的收敛作用，遇酸后可凝集成块，与蛋白质结合产生沉淀，特别是空腹食鲜柿子，当胃液游离酸浓度较高时，就会凝结成块，并随着胃蠕动的机械作用，聚集成"柿石"，若"柿石"与食物残渣相积聚，就会越积越大，越滚越硬，使人产生胃痛、恶心、呕吐、厌食的症状，严重者会引起消化道出血、胃穿孔、肠梗阻等。所以，秋季的柿子不可每天都吃，一天最多只能吃2个左右。

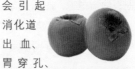

◆秋季出游忌食不卫生食物

　　天高气爽的秋季是出游的大好时节。然而，在尽享出游快乐的同时，还要注意饮食的卫生和新鲜。若忽略饮食卫生，极可能会导致人体感染传染病，影响健康或出游后的工作、学习。秋季出游，要准备一定数量的食品。选购烧熟煮透的热食品，少吃冷盆、卤菜，不吃生食的海鲜等水产品。对上桌的菜肴先检查一下其色、香、味，确认属于正常再动口。卤菜类食品最好当天购买，如前一天购买放在冰箱内，出门前也应加热后再带走。购买食品时应注意其生产日期和保质期，对于定型包装食品，购买前要查看生产日期和保质期，不买过期食品。如果是透明的包装食品，再仔细看其是否有正常的色泽及有无发霉或生虫，以免误食过期或变质食物，装食品最好用消过毒的专用容器，也可用清洁干净的塑料保鲜袋。秋季出游饮水忌就地取水秋季天气干燥，水是出游的必备品。一些水景区常见有野外的水源，泉水也清彻透明，一些游人总好抢饮。而且风景区看似清澈透明、流经途中的泉水，实质上很容易被病菌、病毒或其他有毒物质污染，万万喝不得，否则易染上病毒性肝炎、肠炎等疾病。所以，即使是出游也最好是自带充足的饮水，或者喝烧开的水及已消毒的包装水及饮料。另外，千万不要购买小摊小贩手中不知品牌的饮水及用色素、香精、糖精配制的颜色水。如果不注意饮水卫生，可能导致回家时可不是"乘兴而归"，而是带病而归了。

◆秋季预防中毒忌食蜂蜜

经常有媒体报道，秋季食用采制的生蜂蜜（养蜂人在蜂房旁现采现卖的"生蜜"）容易发生蜂蜜中毒。这是为什么呢？蜂蜜中毒的原因与植物花蜜中所含的毒成分有关。入秋以后，绝大部分无毒植物花期已过，有毒植物则正是开花季节。此时蜜蜂若采集有毒植物的花粉酿成蜜，多会混进有毒物质——生物碱。人们吃了这种含有毒素又未进行加工处理的生蜜，一般会出现以下几种症状：过敏、气喘、皮肤出现斑疹  或头晕、头痛、恶心、呕吐、腹泻、腹痛，也可能造成人的精神烦躁、易怒，还会影响睡眠。

冬 季

冬季气候寒冷，寒气凝滞收引，人体气机、血运不畅，从而导致许多旧病复发或加重。所以冬季养生要注意防寒。服用补药补品，有利于吸收储存，对身体健康有利。

冬季
养生饮食宜忌。

冬季养生饮食之宜

◆冬季饮食养生宜坚持"三要"

根据冬季的季节特点，冬季饮食宜坚持"三要"。一要御寒。人怕冷与其体内缺乏矿物质有关，因此，在注重热量时，冬季还应补充矿物质。二要保温。保温要强调热能的供给，在各种食物的成分中，基本上都含有蛋白质、脂肪或碳水化合物，这类食物有肉类、蛋类、鱼类及豆制品等。三要防燥。冬季干燥，人们常有鼻干、舌燥、皮肤干裂等症状，因此，在饮食中补充能有效保湿和缓解干裂的维生素 B_2 和维生素 C 十分有必要。维生素 B_2 多存于动物的肝、蛋类、乳酪中，维生素 C 多存于新鲜蔬菜和水果中。

冬季人体运动少，能量消耗也少，在和其他三季摄入同样食物的情况下，冬季的能量更容易化为脂肪储存在人体内。现代医学研究认为，避免肥胖，关键在于控制和平衡饮食。人体中能促进脂肪堆积的胰岛素在早晨含量最少，而傍晚最高，因此我们可以在上午多吃一点，同时，要严格控制晚餐的进食量。另外，还要多吃新鲜蔬菜和水果，增加维生素的摄入量，主食也要尽量粗杂一点。

◆冬季护肤养颜宜补充维生素

冬季干冷的天气对皮肤无疑是种巨大的考验，皮肤也因此常出现干涩、粗糙、皱纹等。为了在冬日更好地护肤，宜在饮食中适当补充各种维生素。如维生素A，在韭菜、菠菜、萝卜、南瓜和动物肝脏中含量较多，能够防止皮肤干涩、粗糙；B族维生素，在动物肝肾、豆类、花生中含量较多，可以平展皱纹，防止脂溢性皮炎和酒渣鼻等皮肤病的发生。特别是维生素C，它是一种活性很强的物质，参与机体的生理氧化还原过程，是机体代谢不可缺少的，而且具有抗感染的作用。要知道呼吸道感染（冬季更常见）可增加血液凝集，从而导致心肌梗死或脑卒中发生。

维生素C在蔬菜和水果中几乎都可见它的身影，充足的维生素C能有效防止皮肤发生出血性紫癜。富含维生素C的食品，能有助于防止心肌梗死、脑卒中的发生，特别是在冬季。因此，为了提高人体抵御寒冷的能力，预防心肌梗死和卒中等病的发生，冬季应多食鲜枣、柚子、柿子、柑橘等维生素 C 含量丰富的水果及绿叶蔬菜。另外，中老年人在冬季还应多吃含蛋白质较高的食品，如豆类、瘦肉、鲜鱼、蛋类、奶等，以增加热量，增强免疫力。

◆冬季提神健脑宜补充铁质

冬季的气候会让我们变得异常慵懒。如何改善慵懒状况，让我们的思想、精神依然充满活力？专家认为人体需要补充铁。铁质是产生人体能量的主要介质，它担负着向人体器官和肌肉输送氧气的重要任务。人体内缺乏铁质就会导致贫血，使人感到头晕、乏力。虽然猪肝和瘦肉是铁质的最佳来源，但经常吃一些红豆、黑豆或黄豆，也能起到补充铁质的作用，并能有效改善疲惫、无力的状况。当然，菠菜、麦片、香蕉、草莓、金枪鱼等都是冬日不错的食物选择。

◆冬季饮食养生宜补阳气

冬季天寒地冷，饮食也应该以补阳为主，多吃些增强机体御寒能力的饮食，如羊肉、牛肉、乌龟、鹿肉、荔枝、海带、牡蛎等，还应吃些富含糖、蛋白质、脂肪、维生素和无机盐的食物，如海产品、鱼肉类、家禽类食物。当然，冬季也流行煲汤、熬粥。很多人喜欢喝姜枣汤，这对身体御寒能力的提高、免疫力的增强都是很有好处的。此外，还应喝些虾米粥、牛肉粥、狗肉红枣汤、海带汤，等等。总之，冬季的饮食除了考虑个体不同情况外，主要目的应放在补阳御寒上。只有这样，才能在饮食上帮助人们御寒。

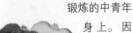

◆冬季防感冒宜多吃红色食品

冬天的低温天气，使过惯了温暖日子的人们受尽了众多疾病的困扰。特别是感冒和支气管炎喜欢侵袭缺少锻炼的中青年身上。因此，在冬季预防感冒或反复感冒已经成为很多人共同的话题。一些营养专家建议冬季应多吃南瓜、洋葱、山楂、红辣椒、胡萝卜和西红柿等红颜色的食品，其中所含的β－胡萝卜素可防治感冒。此外，每天喝一杯酸奶、喝一碗鸡汤也能有效预防流感。

◆冬季养生宜适当补充零食

冬季人体热量低，胃肠功能不济，单纯依赖正餐获取的营养往往有失周全，适当补充些零食会有益健康。咀嚼零食可以让我们的脸部肌肉增加运动，避免冬季常见的肥胖脸，还可以增添唾液，给口腔洗澡。最主要的是能为我们提供营养，如葡萄干、巧克力、糖果等，为补充热量的良好供源。坚果

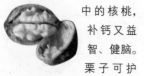

中的核桃，补钙又益智、健脑。栗子可护肾、暖胃。山楂有助于消化油脂、降低血脂，增添胃蛋白酶活性，推动胃肠蠕动活力，防治"食滞"，促进消化。不过，补充零食时可千万不能忽视正餐。

♦冬季补充营养宜吃荞麦

荞麦在所有谷类中被称为最有营养的食物，富含淀粉、蛋白质、氨基酸、维生素P、维生素B_1、维生素B_2、芦丁、镁、总黄酮，而且含有的膳食纤维是一般精制大米的10倍，含有人体必需的氨基酸占92%。人们都喜欢食用荞麦，尤其是日本，自从荞麦从唐朝由中国传入后，荞麦食品便风行日本诸岛，光吃法就达到100多种。至今日本仍然把荞麦列为保健食品。入冬后，常常吃些荞麦食品更有益于健康。荞麦中所含热量虽高，但不会引起发胖，是冬季不可多得的养生食品。冬季是脑出血和消化性溃疡出血的高发期，由于荞麦含有丰富的维生素P，对血管系统有保护作用，可以增强血管壁的弹性、韧度和致密性。高血压、冠心病等易受气候变化的影响，荞麦中含大量的黄酮类化合物，尤其富含芦丁，能促进细胞增生和防止血细胞的凝集，还有降血脂、扩张冠状动脉、增强冠状动脉血流量等作用。荞麦含有丰富的镁，能促进人体纤维蛋白溶解，使血管扩张，抑制凝血块的形成，具有抗栓塞的作用，也有利于降低血清胆固醇。

◆冬季清肺润喉宜多吃橄榄

橄榄又名青果，是一种硬质肉果。初尝橄榄味道酸涩，久嚼后方觉满口清香，回味无穷。土耳其人将橄榄、石榴和无花果并称为"天堂之果"。橄榄果肉含有丰富的营养素，食用新鲜橄榄有益人体健康，特别是其含钙较多，对儿童骨骼发育有帮助。新鲜橄榄还可解煤气中毒、酒精中毒和鱼蟹之毒。中国隆冬腊月气候异常干燥，橄榄中含有大量鞣酸、挥发油、香树脂醇等，具有滋润咽喉、抗炎消肿的作用，常吃橄榄可以清肺润喉。中医素来称

橄榄为"肺胃之果"，其对于肺热咳嗽、咯血也颇有益处。另外，橄榄味道甘酸，含有大量水分及多种营养物质，能有效补充人体的体液及营养成分，具有生津止渴之效。对于干冷的冬季，橄榄也能派上用场。

而且，冬季是吃火锅的好季节，火锅一般与酒相伴，如果发生醉酒现象，橄榄能帮助解除酒毒，并可安神定志。这与橄榄中含有大量碳水化合物、维生素、鞣酸、挥发油及微量元素等有关。

◆冬季宜适当吃点甘寒之食

冬季在抵御寒气的同时，也要注意，散寒助阳的温性食物往往含热量偏高，食用后体内容易积热，常吃会导致肺火旺盛、口干舌

燥等。中医认为，可选择一些甘寒食品来压住燥气。在冬天，可选择的甘寒食物比较多。比如，可在进补的热性食物中添加点甘草、茯苓等凉性药材来减少热性，避免进补后体质过于燥热。平时的饮食中，也可以选用凉性食物，如龟肉、鳖肉、兔肉、鸭肉、鹅肉、鸡肉、鸡蛋、海带、海参、蜂蜜、芝麻、银耳、莲子、百合、白萝卜等。冬季很多人喜欢炖牛肉，最好在其中加点萝卜。民间有"冬吃萝卜夏吃姜，不用医生开药方"的说法。这是因为，萝卜味辛甘、性平，有下气、消积、化痰的功效，它和温燥的牛肉可以调剂平衡，不仅补气，还能消食。

◆冬季饮红茶宜适当补锌

冬日饮红茶对人体健康很有好处。不过，还要注意，在饮红茶时需要适当补充锌。因为红茶中含有能使人体内锌减少的成分，长期或过多饮红茶，肯定会导致人体缺锌。缺锌会影响 RNA 和 DNA 的形成，它们是人体每个细胞必含的物质，对蛋白质和酶素的合成，有着重要的作用。缺锌还会导致人体抵抗疾病的能力减弱或者疾病恢复慢。食物中含锌量多的品种并不少，如乳类、牡蛎、苹果、粗粮、海产品和动物肝脏等。蔬菜和坚果含锌量最丰富，菜汤中锌也较多。

冬季养生饮食之忌

◆冬季阴虚者忌食用偏温性食物

阴虚患者一般表现为心烦、易于激动、失眠心悸、舌红少苔等症状。补益食物一般分为偏寒性和偏温性两种。对于阳虚和气虚，食用偏温性食物并无坏事，但是对于阴虚、血虚者来说，如果食用羊肉、狗肉、桂圆、核桃等一类的偏温性食 物，更容易助长火气，严重的还会引发口干舌燥、口疮面疮等情况。

◆冬季进补忌凡补必肉

冬季进补效果最好，动物性肉类是补品中的首选，不仅营养丰富，味道也是鲜美可口。但是冬季人体代谢较其他季节缓慢，身体本来就容易聚集脂肪，凡补必肉的做法会严重考验人的消化功能，让肠胃不堪重负。进补非但不能食用高蛋白类和高脂肪类的肉类，反而应该尽量追求清淡的饮食，脂肪肝、血脂高、体重超重者等尤其应该如此。只要不挑食，花样多，粗茶淡饭也是可以的。冬季进补忌凡虚必补，冬季是进补的最佳时节，而"虚则补之"是冬季药膳进补的基本原则。不过，"虚"分阴虚、阳虚和气虚、血虚等，不能凡虚必补。如果不能根据"虚"的具体情况而胡乱食用药膳，

303

很容易火上加油或加重病情。所谓补，是在身体已经没有外邪的情况下根据身体具体状况进行适宜的调理，如果是慢性病或急性病发作者，应该暂停原先吃的补品。另外，在消化道疾病发作的时候，一般是不提倡进补的，否则，会对肠胃产生更大的刺激影响。

◆冬季关节疼痛者忌饮酒

冬天气候寒冷，容易导致关节屈伸不利。一些患有关节炎的病人，这时候往往会病情加重，因此，他们认为喝酒是个很不错的保健方法，一则可以驱除寒冷，二则可以活血利关节。长期饮酒还可加速骨钙的丢失，导致脚软无力，关节不利，腰背疼痛；经常饮酒能促使内源性胆固醇的合成，使血浆胆固醇及甘油三酯浓度升高，造成动脉粥样硬化。因此，关节疼痛者在冬天，除了正常的治疗外，应摄入足够量的营养物质，多晒太阳，适当运动。

◆冬季蔬菜忌"一洗而过"

天气转冷的冬季，市场上大棚里生产的蔬菜越来越多。许多人认为，大棚蔬菜干净，洗起来省事，于是常常"一洗而过"。其实天气寒冷，植物所进行的光合作用不能完全将农药吸收。多数进入大棚种植的植物对农药的需要量更大，农药残留量也会更大。植物在大棚中生长环境相对密集，使用农药的浓度会高于农田，农药的自然稀释很慢，未被吸收的农药也会更多地残留在叶子和果实上。如果食用了农药残留较多的蔬菜，极易发生食物中毒。越是大棚里的蔬菜，越要仔细清洗。所以，冬天购买蔬菜水果要在正规的集贸市场或超市，这些场所的蔬菜水果一般都经过农药残留检测，合格才能上市，不要认为田间地头和流动摊贩的水果蔬菜最新鲜而盲目购买，这些未上市的果蔬大多没有经过抽检，不能保证农药残留是否合格。此外，食用蔬菜时最好在水中充分清洗浸泡，食用水果时尽量削皮，葡萄等不好去皮的水果要经半小时浸泡后再食用。要用温水将蔬菜充分浸泡20分钟以上，并彻底冲洗3次。还可以用头一两次的淘米水洗菜，能有效减少蔬菜上的农药残留。像生菜等叶子卷曲的蔬菜要把叶子充分展平再洗，能够去皮的蔬菜尽量去皮食用。

◆冬季忌盲目食用狗肉

狗肉是冬季人们的美味佳肴，内含丰富的蛋白质、脂肪、肌酸和铁、钙等微量元素，能补脾胃、强筋骨、益血脉。不过，吃狗肉一定要讲究卫生，否则对健康反而有害。狗肉中常寄生一种叫旋毛虫的寄生虫，人食用狗肉，这种寄生虫就会进入人体导致人感染旋毛虫病。往往会引起人们消化、呼吸和循环系统的多种疾病，严重时还会危及生命。如果要预防这种病，人们最好购买已经过卫生部门检疫过的狗肉。另外，将狗肉洗切后要放在水中煮约半小时，而且在狗肉剁好后，手还要用醋或肥皂水浸泡洗净，以防感染病毒。

◆冬季热淋患者忌食南瓜

中医认为，热淋为泌尿系统感染发炎所致，在饮食方面，应食寒凉清热通淋之物，忌食温热之物。南瓜属温热性食物，热淋患者食用南瓜后，会导致小便更为艰涩，甚至滴沥灼热疼痛、小便下血等。这些症状都是尿道排毒不畅的表现。所以，冬季热淋患者忌食南瓜。

◆冬季忌用喝酒来御寒

能促进体内血液循环，使全身发热。冬天气候寒冷，很多人都喜欢在冬天喝酒来御寒，产生了所谓"饮酒能抗寒"的理论。这种理论其实是生活中一些人的认识误区。喝酒却是能使人温暖，有发热的感觉，不过，此时饮酒只是麻痹了人对冷的感觉，而且这种热量仅仅是暂时的，等酒劲一过，人会更寒冷，并能使抗寒能力减弱或者发生意外，出现头痛、感冒甚至冻伤等症状。冬季御寒忌喝烫饮料。冬天的天气会让人不由自主想拥有温暖的东西，对于饮料，很多人似乎认为温度越高越好，其实人是不能喝太烫的饮料的。因为饮用温度过高的饮料，会造成广泛的皮肤黏膜损伤。蛋白质会在 43℃开始变性，胃肠道黏液在温度达 60℃时会产生不可逆的降解，在 47℃以上时，血细胞、培养细胞和移植器官会全部死亡。因此，冬季经常饮用过热的饮料，对身体器官是有害无益的。

◆冬季肉类忌与茶水相混食

有的人在吃肉食或海味等高蛋白的食物时或之后，都喜欢喝茶，以为能促进消化。其实，茶饮中含大量的鞣酸和这些高蛋白结合，会产生具有收敛性的鞣酸蛋白质，使肠胃蠕动减慢，延长身体粪便在肠道里的滞留时间，既容易形成便秘，还增加有毒和致癌物质被人体吸收的可能性。所以在吃肉食和海味后不宜饮茶，吃的时候更不应喝浓茶，在冬季吃狗肉或羊肉更应如此。

◆冬季感冒忌随便进补

感冒是冬季的常见病，如果是轻度感冒，可以多喝水，让体内的毒随体液排出来，从一定程度上解表散寒、和胃补中，从而减轻感冒症状。但如果已经发展到了重感冒，还伴有发热头痛，这时最好不要进补，否则可能外邪不清，既耽误感冒的治疗，又得不到进补的效果。